給食マネジメント実習

編集
齋藤貴美子

執筆
阿部　芳子
齋藤貴美子
坂本　薫
辻　ひろみ
中島　美雪
山本　妙子

株式会社 学建書院

第4版 発行にあたって

　管理栄養士・栄養士養成に役立つ給食経営管理の実習書として発刊後，多くの養成施設の教科書としてご採用いただき，誠にありがとうございます．

　現行の管理栄養士・栄養士養成の教育カリキュラムは，21世紀の管理栄養士等のあり方の検討結果をふまえて，2000年に，管理栄養士を免許資格にすることを含んだ栄養士法改正のもとに用意されました．この背景には，社会が大きく変化していくなかで，国民の健康やQOLを的確に向上させる専門職のニーズの高まりがありました．この目的を達成するために，管理栄養士の業務・養成，国家試験のあり方まで包括して検討し，大改訂されたカリキュラムは，10年経過しさらに見直しがなされました．そのなかで「給食経営管理論」は，専門分野の科目として位置づけられ，保健・医療・福祉の場で活躍する管理栄養士等の養成に重要視されています．

　本書は，社会・国民からの期待に応えられる管理栄養士等の養成に役立つよう，業務の拡大・高度化に合わせて，編集内容を検討し続けております．変化する給食の運営・管理に関する最新の情報を得て，科学的な根拠に基づいた知識・技術が習得できるよう，また，先生方からご指導上の貴重なご要望も勘案し，短期間内に部分的な修正を行っていますが，第4版では，以下の改訂を行いました．

1. 栄養管理の指標となる「食事摂取基準（2015年版）」を資料として掲載するとともに，献立計画の給与栄養目標量設定例や食品構成例の数値を訂正した．
2. 給食マネジメントにおける管理サイクルを，PDSからPDCAサイクルに変更した．具体的には，本編にActionの解説文を，帳票にActionの記録用紙を追加して，より高度なマネジメント演習内容を盛り込んだ．
3. 「大量調理施設衛生管理マニュアル」の改正に沿って，衛生・安全管理の解説文を修正し，調理の加熱時間・温度記録表を充実させた．
4. 「栄養管理報告書」（東京都）の様式が変更になったため，本編の記入例を訂正した．

　今後もさらに内容を充実させ，時代にあった実習書作成をめざしたいと考えますので，よろしくお願い申し上げます．

2014年12月

著者代表　　齋藤貴美子

はじめに

　平成12年4月の「栄養士法」の改正に伴い，平成14年4月から「管理栄養士・栄養士のカリキュラム」が改正されました．さらに，平成17年度から改正される「管理栄養士国家試験ガイドライン」が平成14年8月に発表されました．これほどの改正は管理栄養士制度始まって以来のことであり，その意味の重さを真摯に受けとめる必要があります．この背景として，栄養士をとりまく社会環境が大きく変化し，保健・栄養・福祉における食生活の課題に対応する専門職として，幅広く高度な専門知識や技術が求められるようになったことがあげられます．

　そのなかで給食管理分野は，栄養士課程では「給食の運営」，管理栄養士課程では「給食経営管理論」と，初めて異なる教育目標が示されました．「給食の運営」においては，給食業務を行うために必要な食事計画や調理を含めた給食サービス提供に関する技術を修得する，「給食経営管理論」においては給食運営や関連の資源を総合的に判断し，栄養面，安全面，経済面全般のマネジメントを行う能力を養う，となっています．

　本書は，1975年の初版発行以来，栄養士・管理栄養士養成の教科書として，卒業後，給食業務に従事してからは手元の参考書として利用されてきました．今回，改訂版の発刊にあたり，大きく変わってきた栄養士業務を見据えて編成し直し，次のように内容を一新しました．

1. 栄養士免許を取得した学生がさらに現場で経験を積み，管理栄養士を目指すことを考慮して，「給食の運営」および「給食経営管理論」の両方の内容を含めた．
2. 特定給食の管理者として給食運営の技術とマネジメントの内容を修得できるよう，plan・do・seeの流れに沿って基本事項を組み込んだ．
3. 指導者の指示によって学生が自主的に学習を進められるよう，実習内容の説明文や帳票の記入例および参考資料を多く掲載した．
4. 記入した帳票のみを提出できるように別冊子とした．

　カリキュラム改正により，各養成施設の独自性を生かした教科目構築が可能になりました．その趣旨を生かし，それぞれの養成施設でどこまでを具体的な教育目標とするかによって本書の利用方法が広がると考えます．

　本書が，これからの栄養士・管理栄養士の養成に役立てればと願っています．また，諸先生方のご助言・ご指導を賜り，さらに内容を充実させていきたいと思います．

　本書の出版にあたって，誠心誠意ご尽力いただいた学建書院　大崎真弓，馬島めぐみ両氏に厚く御礼申し上げます．

2003年4月

著者代表　齋藤貴美子

もくじ

本編 ── 1章 オリエンテーション ──── 齋藤貴美子

1. 実習の目的と目標 …………………………………… 2
2. 実習の進め方 ………………………………………… 2
3. 給食作業の流れとマネジメントの内容 …………… 4
4. 実習に当たっての心がまえ ………………………… 4
5. 衛生管理について …………………………………… 4
6. 安全管理について …………………………………… 6
7. 給食マネジメントへのコンピュータの活用 ……… 7
8. 給食運営システム …………………………………… 8

2章 給食マネジメント ──── 齋藤貴美子・
阿部芳子・中島美雪・坂本　薫・辻ひろみ

A 計　画 ─ plan ─
1. 栄養・食事計画 …………………………………… 10
2. 献立計画 …………………………………………… 12
3. 試　作 ……………………………………………… 26
4. 発注・出庫計画 …………………………………… 29
5. 調理作業計画 ……………………………………… 32
6. 栄養教育計画 ……………………………………… 36

B 実　施 ─ do ─
1. 食材料の購入 ……………………………………… 41
2. 大量調理 …………………………………………… 48
3. 衛生・安全管理 …………………………………… 52
4. 喫食・食堂サービス ……………………………… 58
5. 後片づけと点検 …………………………………… 59

C 評　価 ─ check ─
1. 毎回の記録と検討 ………………………………… 63
2. 定期的な記録と検討 ……………………………… 65

D 改　善 ─ action ─
1. 改善点の見いだし ………………………………… 76
2. 改善の方策 ………………………………………… 77

3章 測定および調査 ──── 齋藤貴美子・山本妙子

1. タイムスタディ …………………………………… 80
2. 嗜好調査 …………………………………………… 90
3. 衛生管理状態調査 ………………………………… 96
4. 疲労調査 …………………………………………… 98
5. 目測量調査 ………………………………………… 100
6. 各種帳票(記録)を利用した調査 ………………… 101

4章　給食マネジメント実習のまとめ
―――― 山本妙子

1. 自己評価 …………………………………104
2. まとめ …………………………………105

参考文献 ……………………………………106
付　表 ………………………………………107

帳票

給食システム ……………………………2
給与栄養目標量 …………………………2
食品構成 …………………………………2
給食価格 …………………………………3
実習スケジュール ………………………3
実習室見取り図 …………………………4
食事摂取基準　荷重平均値算出表 ……6
食品構成作成表 …………………………8
献立計画表 ………………………10, 12
献　立 …………14, 16, 20, 22, 26, 28
作業指示書 ………………………18, 24, 30
役割分担表 ………………………………32
試作検討表 ………………………………34
発注・出庫表 ……………………………35
作業工程表 ………………………………36
作業役割表 ………………38, 39, 40, 41
検　収　表 ………………………………42
個人衛生点検表 …………………………43
調理の加熱時間および中心温度記録表 …44
実習後の点検表 …………………………46
検　食　簿 ………………………………47
給食日報 ……………………………48, 50
供食・残菜記録表 ………………52, 53
栄養教育報告書 …………………54, 55
栄養出納表 ……………56, 58, 60, 62
改善点の見いだし ………………………64
具体的な方策検討 ………………………65
くし型 タイムスタディ用紙（1分計測用）………66
くし型 タイムスタディ用紙（5分計測用）………68
タイムスタディ集計表（1分計測用）………70, 72
目　測　量 ……………………………74, 75
自己チェック表 …………………………76
学内実習のまとめ ………………77, 78, 79

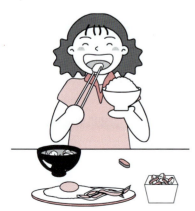

1 オリエンテーション

　この実習は，特定給食の作製と提供を学生自身の手で行い，給食運営の技術やマネジメントの内容を修得するために行う．これは特定給食での栄養士の職務内容に通じるものであり，その基礎的訓練の場として活用したい．

　一定の成果をあげるには，基本的な知識を整理して活用する必要がある．本章では，目的，目標，進め方，心がまえ，事前の準備などをしっかりとらえよう．

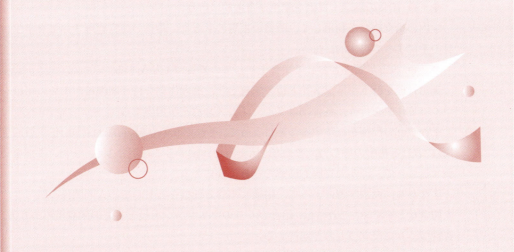

1 実習の目的と目標

　この実習は，管理栄養士・栄養士(以下，栄養士と総称する)として給食のマネジメントをする際に必要な内容を理解するとともに，給食の運営上必要な技術を修得する目的で行う．

　特定給食施設における栄養士は，給食運営上の各業務内容を責任をもって行うのみでなく，経営的な視点に立って管理するマネジメントの必要性が求められる．これらの状況に対応できる栄養士を目指して，次の点を実習の目標としたい．

　　① 特定給食施設において栄養士が行うマネジメントの範囲と運営の方法を全体的にとらえる．
　　② 給食を運営管理するうえで必要な各運営上の内容とポイントをつかむ．
　　③ 特定給食施設における栄養士のあり方をつかむ．

　マネジメントするうえで重要なことは，目的を明確にし，もっともよい手段を選ぶことである．すなわち，その施設の目的をはたすために，予算，人，物(食品，施設・設備)，時間，情報などを効率よく活用して，利用者に喜ばれるよい給食をつくることである．運営管理に当たっては，しっかりした計画―plan―を立て，確実に実施―do―し，その評価―check―によって，改善―action―策を講じ，次のよりよい計画に生かすというマネジメントサイクルのかたちで実践する．

2 実習の進め方

　この授業は，給食をつくって利用者に提供する大量調理実習「実施―do―」を中心に，それを実施するための事前の「計画―plan―」と事後のまとめ「評価―check―」および「改善―action―」を，いくつかのグループが交替で行う．学内実習は次の特徴をもつ．

　　◆1◆ 給食の調理・提供を学生が自主的に行う．

　学内の給食施設を利用して，教員の指導のもとに，給食の運営管理すべてを学生自身の手によって自主的に行う．

　　◆2◆ 役割学習をとおして栄養士としての資質づくりをする．

　運営管理を行うマネジメント役の栄養士と，調理作業を行う調理員が1つの組織をつくって作業を行う．各役割はグループのメンバーが担当する．

　それぞれの役割を経験することによって，それぞれの立場(管理的立場，作業員的立場)における物事の感じ方，考え方，伝え方を体験することができる．また，役割を交替することで，ほかの立場も理解できるようになる．

　すなわち，役割学習によって，組織づくりと仕事をとおしての人間関係の厳しさ，大切さなどを学ぶ．これらは，給食づくりのマネジメント役としての栄養士のあり方，資質づくりに役立つものと期待する．

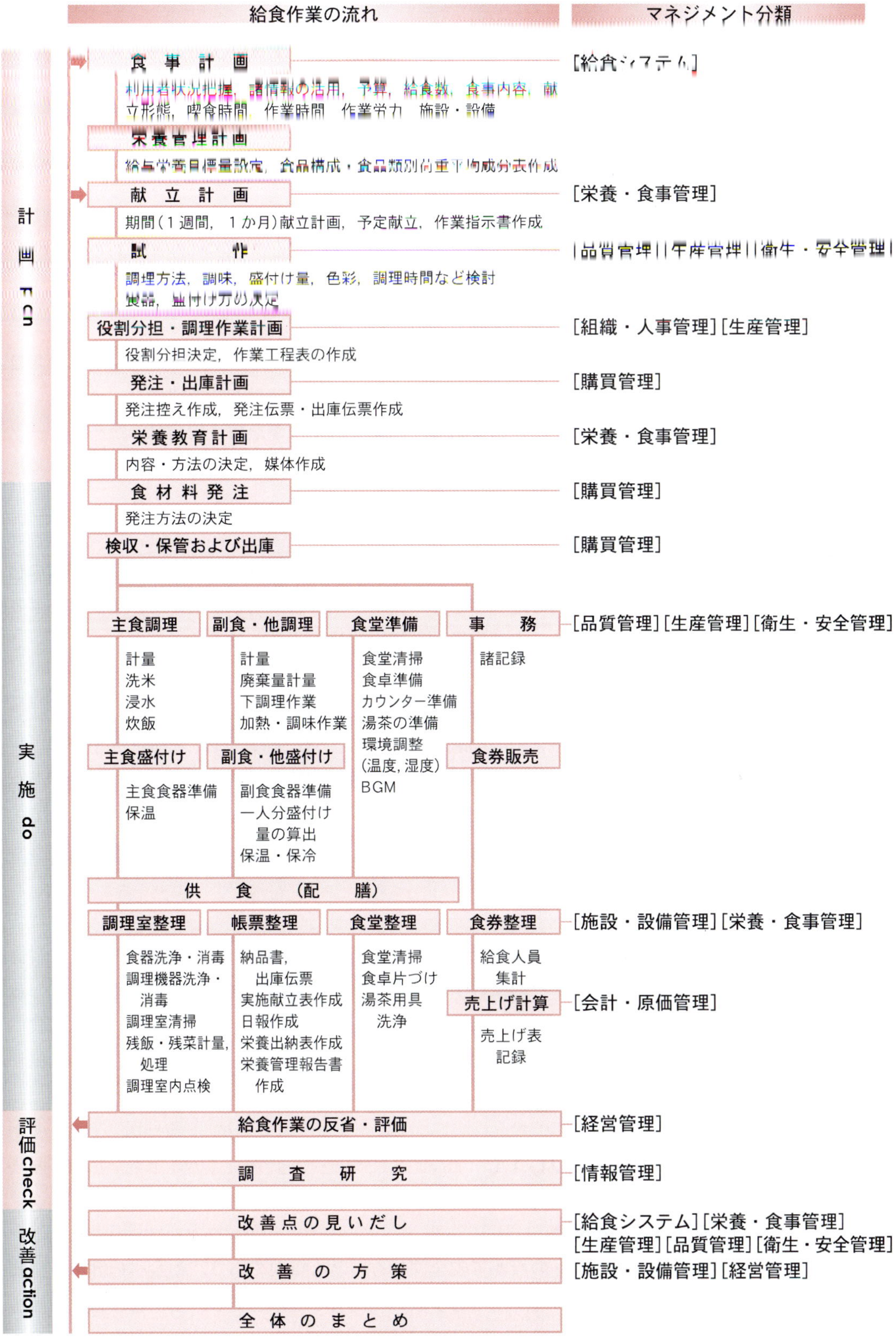

| 給食作業の流れ | マネジメント分類 |

計画 Plan

- **食事計画** ─ [給食システム]
  利用者状況把握，諸情報の活用，予算，給食数，食事内容，献立形態，喫食時間，作業時間，作業労力，施設・設備
- **栄養管理計画**
  給与栄養目標量設定，食品構成，食品類別荷重平均成分表作成
- **献立計画** ─ [栄養・食事管理]
  期間（1週間，1か月）献立計画，予定献立，作業指示書作成
- **試作** ─ [品質管理][生産管理][衛生・安全管理]
  調理方法，調味，盛付け量，色彩，調理時間など検討
  食器，盛付け方の決定
- **役割分担・調理作業計画** ─ [組織・人事管理][生産管理]
  役割分担決定，作業工程表の作成
- **発注・出庫計画** ─ [購買管理]
  発注控え作成，発注伝票・出庫伝票作成
- **栄養教育計画** ─ [栄養・食事管理]
  内容・方法の決定，媒体作成
- **食材料発注** ─ [購買管理]
  発注方法の決定
- **検収・保管および出庫** ─ [購買管理]

実施 do

主食調理	副食・他調理	食堂準備	事務	[品質管理][生産管理][衛生・安全管理]
計量 洗米 浸水 炊飯	計量 廃棄量計量 下調理作業 加熱・調味作業	食堂清掃 食卓準備 カウンター準備 湯茶の準備 環境調整 （温度，湿度） BGM	諸記録	

主食盛付け	副食・他盛付け		食券販売	
主食食器準備 保温	副食食器準備 一人分盛付け 量の算出 保温・保冷			

供食（配膳）

調理室整理	帳票整理	食堂整理	食券整理	[施設・設備管理][栄養・食事管理]
食器洗浄・消毒 調理機器洗浄・ 消毒 調理室清掃 残飯・残菜計量， 処理 調理室内点検	納品書， 出庫伝票 実施献立表作成 日報作成 栄養出納表作成 栄養管理報告書 作成	食堂清掃 食卓片づけ 湯茶用具 洗浄	給食人員 集計	
			売上げ計算	[会計・原価管理]
			売上げ表 記録	

評価 check

- **給食作業の反省・評価** ─ [経営管理]
- **調査研究** ─ [情報管理]
- **改善点の見いだし** ─ [給食システム][栄養・食事管理]
[生産管理][品質管理][衛生・安全管理]

改善 action

- **改善の方策** ─ [施設・設備管理][経営管理]
- **全体のまとめ**

オリエンテーション

図1-1　給食作業の流れとマネジメント

3 給食作業の流れとマネジメントの内容

　給食をつくる作業の流れを図1-1（前頁）に示した．この流れに沿って各内容のマネジメントを実施する．

4 実習に当たっての心がまえ

(1) チームワークの重要性
　グループ内の各メンバーが栄養士，調理員などの役割を分担し，そのグループを1つの組織として，給食づくりの業務を行う．よい給食をつくり上げるには，一人ひとりが責任をもって自分の役割をはたすとともに，組織の一員として協力し，よりよいチームワークをつくることが大切である．組織として仕事を行う場合は，チームワークづくりの結果がその成果に大きく影響するからである．

(2) 主体性を生かす
　特定給食施設で給食マネジメントを行うための人材を養成するのが，この実習の目的の1つでもある．目的を達成するためには，指導者の指示を受けて，可能なかぎり学生自身の手で給食づくりの運営管理を積極的に行うことである．

(3) 多くの知識を実践の場に生かす
　この実習は，給食経営管理の知識（栄養・食事管理，購買管理，組織・人事管理，生産管理，品質管理，安全・衛生管理，施設・設備管理，経営管理）のほか，栄養学，食品学，調理学，食品衛生学など，他の科目で学んだことを大量調理をつくるうえで生かす場である．この科目の指導内容のみでなく，広い範囲の知識と技術を活用するかたちで臨んで欲しい．

(4) 利用者のための給食づくりを
　栄養士の業務には必ずその受け手が存在する．給食づくりは，利用者のために，そしてその健康づくりのために行われる．それを十分認識し，利用者に喜ばれる給食内容とともに，成果をあげるための栄養教育や，よりよく利用してもらうための提供サービスにも十分配慮する必要がある．

5 衛生管理について

(1) 衛生管理の重要性
　食事に求められる条件のなかで安全性はもっとも重要であり，給食への評価，信頼感へも結びつく．事故が発生すると多数の利用者の健康を害し，生命に影響を及ぼすこともある．栄養士は，マネジメントする立場として，次に示す特定給食施設における衛生的事故発生の特徴を知り，安全な給食づくりの責任を十分に認識する必要がある．

① 衛生的事故が発生しやすい条件がある．

　　大量に処理するため盛付け時間などを多く必要とし，調理後，食品を細菌が増殖しやすい中間温度に置く時間が長い．

② 事故発生時の及ぼす影響が大きい．

　　能率的な方法として，分業による作業進行が多い．そのため1人の作業員が多人数の料理に接触することになり，影響を及ぼす範囲が広がる．

衛生管理を行うには，管理対象をしっかりとらえ，適切な方法で対処する必要がある．重点的に扱う管理対象は，「食品」「人」「施設」である．

調理室内での事故発生のおもな原因を次に示した．

　① 食材・食物の保管と調理条件(温度，時間) ＝ 食品
　② 調理作業員が保菌，管理上の不注意 ＝ 人
　③ 施設・設備・機器の汚染 ＝ 施設

特定給食は，献立の変化に伴って生じる多種多様な作業を一定時間内に大量に処理するため，作業員全員が衛生管理の重要性を十分認識するよう指導し，絶対に事故発生につながらないよう厳重に管理する必要がある．具体的に，HACCPシステムを取り入れた方法を「実施—do—」に示す(2章, p.52)．

HACCPは，事故防止上の重点個所を集中的，連続的に管理し，全製造工程の安全確保を図る自主的な衛生管理手法である．

(2) 事前の用意

実習に参加する際は，健康状態を良好に整え，自分自身の衛生管理として次の内容を用意する．

　a．細菌検査

事前に細菌検査(赤痢菌，サルモネラ菌，腸管出血性大腸菌O-157など)を受ける．結果が陰性でなければ特定給食調理室内での実習は行えない．検査方法，検査日時など指導者の指示によって実施し，実習前に検査結果を確認しておく．

　b．身体の衛生管理

特定給食用の調理室は，衛生的な安全性を確認した関係者のみが入室し，衛生的に身体状況を整え，衛生的に調理作業を行う場である．健康診断・細菌検査結果などにより特定給食用の調理作業を行っても問題がないことを確認のうえ，次の内容を自己衛生管理として確実に行えるよう準備する．

　① 服装：作業しやすい服の上に清潔な調理用の白衣(作業衣)を着用する．
　② 頭：髪の毛が出ないようにまとめ，清潔な帽子(または三角巾)でおおう．
　③ 履物：綿のくつ下を着用のうえ，特定給食調理室専用のものに履きかえる(ストッキングは着用しない)．
　④ トイレに行くときは，白衣，帽子をはずす．
　⑤ マスク：盛付け・配膳作業のときなどに適時使用する．
　⑥ 爪は短く切り，マニキュアはつけない．指輪，時計，ネックレス，イヤリング，ピアスなどの装身具は身につけない．
　⑦ 下痢や手指の化膿，体調が悪い場合は，実習開始前に指導者へ申し出る．

6 安全管理について

　給食施設では，衛生的な面のみでなく，事故やけがなどの安全管理も栄養士が対応する必要がある．

　基本的な考え方として，事故発生後の対処よりも発生を防ぐことが重要である．事故の原因は，設備・機器使用時の技術的なミスや管理の不備によることが多いため，「計画−plan−」の段階で設備・機器の適正な使用方法を確認し，「実施−do−」の使用後のチェックにより保守点検をしっかりと行う．給食を作製する実習では，大型の調理機械の使用や，大量の食材料を限られた時間で処理していく状況を，事前に理解しておく必要がある．

(1) 事故・災害の種類
　食中毒，異物混入，切り傷，火傷，皮膚炎症，転倒，打撲，凍傷，熱中症，機器転倒，ガス漏れ，火災，地震など．

(2) 安全管理対策
　事故発生の「アクシデント」を防止するには，「インシデント(作業中にヒヤリとしたりハットした出来事)」が生じたら，教員に報告するとともに，正確に事実を把握・分析し，安全管理の改善策を作成・実施して大事に至らないようにする．

(3) 発生時の対応方法
a．人への対応
　① 給食従事者への対応
　　　実習中，体調不良，火傷やけがが生じた場合は，教員へ速やかに報告し，適切に処理をする．
　② 給食利用者への対応
　　　利用者からのクレームに対しては，正確に事実を確認し，誠意を持って速やかに対応する．対処法の判断が難しい場合は，教員の指導を受ける．

b．施設・設備・機器への対応
　実習中および実習後の点検時 (p.60 実習終了時の点検) に設備・機器等の異常に気がついた場合は，教員に報告し対処する．また，定期的な保守・点検も必要である (p.57 表 2-31 調理場安全管理チェックシート)．

c．災害時の対応
　地震や火災等が発生した場合は，火を消してガス・水道の元栓を閉め，あわてずに教員の指示に従う．日頃の用意として，発生時の対処方法，消火器の設置場所や避難経路を確認しておくことが必要である．

7 給食マネジメントへのコンピュータの活用

給食マネジメントはコンピュータを活用すると、次のようなメリットがある。
① 事務の省力化、合理化につながり、栄養指導などの専門業務に使う時間が増やせる。
② 事務処理の正確性が向上し、運営の安定、信頼性が高まる。
③ 多くの情報やデータの保管、活用が容易になる。
④ ネットワーク化により、情報の共有や提供が可能となる。

以上の点から、給食マネジメントの質の向上には、コンピュータの導入は必然的である。しかし、自分の力で帳票類を理解し処理できなければコンピュータを十分に利用できないため、学内実習では、手作業による基礎力をつけてから、よりよく活用したいものである。

栄養士業務へのコンピュータ活用の範囲は施設によって異なるが、栄養・食事管理に利用している例が多い。利用しているソフトも多種多様である。

表1-1に、コンピュータを活用したマネジメント別の帳票などを示した。

表1-1 コンピュータを活用できる帳票類

マネジメント分類	帳 票 類
栄養・食事管理	人員構成表、食数表、栄養アセスメント記録表、嗜好調査、利用者情報 給与栄養目標量算出、食品構成表作成、食品類別荷重平均成分表作成 献立作成、栄養出納表、栄養管理報告書、食事箋 栄養教育媒体作成、栄養教育計画書、栄養教育報告書
購買管理	食品購入計画表、発注表、出庫表、発注伝票、入・出庫伝票、受払簿 在庫品表、検収記録
組織・人事管理	人事管理簿、勤務(割振り)計画表、出勤状況表、人件費計算
生産管理	作業工程表、配膳表、食札
経営管理	食材料費日計表、売上げ日計表、月間収支報告書、年間収支報告書 貸借対照表、原価管理表、給食日誌
施設・設備管理	機器台帳、施設・設備管理表
安全・衛生管理	保存食管理表、衛生管理点検表(食品、従業員、施設・設備別) 健康診断記録表、細菌検査記録表
品質管理	検食簿、喫食・残菜量表、満足度調査

8 給食運営システム

　実習としてつくる給食は，どのような対象に，どのようなかたちのものを，どのような条件で提供するのか，給食システムを確認する．【帳票-p.2 に記入】

　　対象 ＝ 給食対象，給食数

　　形態 ＝ 献立形態，食事回数，給食時間

　　その他の条件 ＝ 給食価格，栄養目標量，食品構成，施設・設備，作業時間，労
　　　　　　　　　働量

　給食価格の設定方法を帳票-p.3 に示した．これらの条件をもとにして，利用者に対して望ましい給食提供を行うための運営計画をスタートさせる．

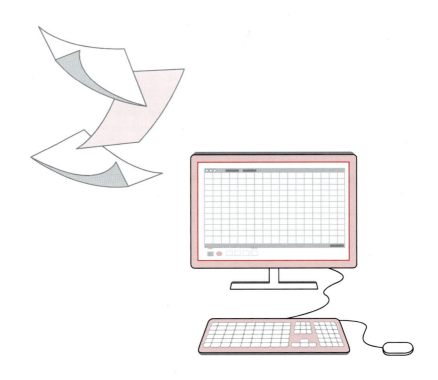

2 給食マネジメント

　マネジメントするうえで重要なことは，目的を明確にし，もっともよい手段を選ぶことである．その施設の目的をはたすために，予算，人，物（食品，施設・設備），時間，情報などを効率よく使って，利用者に喜ばれるよい給食をつくることである．
　本章では，給食作製上の運営管理に必要な各マネジメント項目について，計画—plan—，実施—do—，評価—check—，改善—action—のマネジメントサイクルに沿って実践できるように示した．また，具体的な手法の提示に始まり，参考資料や管理上必要な帳票を記入例とともにわかりやすく解説した．指導者の指示により活用し，マネジメントの内容と運営管理の仕方を修得する．

A ◆ 計 画 ◆ plan

1 栄養・食事計画

　特定給食施設における食事は，健康増進法により，適切な栄養管理のもとに提供することが義務づけられ，国民の健康づくりを推進する大きな役割を担うことが求められている．

　各種給食施設では，対象となる集団または個人の健康保持・増進，疾病の治療・回復，栄養教育を目的とした食事を提供するため，対象者の栄養・健康状態を把握して栄養アセスメントを行い，給与栄養目標量を決定する．

　さらに，給与栄養目標量を満たすための食品の種類と量を示す食品構成を作成する．給食施設により，給食目的，対象者の特性，食習慣，嗜好，給食材料費などの条件に違いがあるので，給食施設の対象にふさわしい食品構成を作成することが大切である．

(1) 給与栄養目標量の設定

　特定給食施設で提供する食事は，対象者の健康づくりに役立つものでなければならない．食事摂取基準(2015年版)を用いて，次の手順で給与栄養目標量を設定する．

　① 対象者の性・年齢・身体活動レベル・身体状況などのアセスメントに基づき，望ましい食事のエネルギー量を設定する．エネルギー摂取の過不足を防ぎ，生活習慣病の予防につながる値を目標とし，望ましいBMIの範囲を維持できるよう計画する．

　② 設定エネルギー量が各対象者に適しているか確認し，たんぱく質・脂質・炭水化物の量を設定する．

　③ 各ビタミン・ミネラルの食事摂取基準を確認し，各栄養素ごとでの幅を設定する．

　④ 各栄養素ともアセスメント結果を考慮して調整し，給与栄養目標量を決定する．

　給食対象者の人員構成が多様な場合は，複数の給与栄養目標量を設定する必要がある．また，分布状況がかなり分散していてどこに集約してよいかわからない場合は，算出した食事摂取基準荷重平均値【帳票-p.6，7】を調整して目標量を設定し，主食の量などで加減して幅を持たせた対応をとる．

　学生食堂用の設定例をp.11に示す．

(2) 食品類別荷重平均成分表の作成

　食品構成の作成には，食品群別の栄養成分値が必要である．食品類別荷重平均成分表(表2-1)の作成は次の方法による．

　① 1年間に使用した各食品の総使用量(純使用量)を求める．

　② 食品群別に分類し，食品別の構成比を算出する．

　③ 各食品の構成比による栄養価を算出し，食品群の荷重平均成分値とする．

　④ 各食品群の成分値を表にまとめる．

【例】19 歳女子学生の 1 回食用の給与栄養目標量設定例

1. 「日本人の食事摂取基準(2015 年版)」を用いて，1 日の食事摂取基準を求める．
   身体活動レベルⅠ(低い)女性の場合，下記のAのとおりとなる．
   ※学生の身体活動レベルはⅠ(低い)の場合が多いが，健康の保持・増進には，身体活動量を増やして，Ⅱ(ふつう)程度のエネルギー消費が望ましい．

【A】1 日の食事摂取基準		【B】1 食の給与栄養目標量(下限〜上限量)		
エネルギー	1,650 kcal	エネルギー	650 kcal	(550〜750)
たんぱく質	50 g	たんぱく質	25 g	(15〜35)
			(%エネルギー 15 %)	
脂質	38〜56 g	脂質	18 g	(15〜20)
[エネルギー比：20〜30 %]			(%エネルギー 25 %)	
炭水化物	250〜300 g	炭水化物	100 g	(80〜120)
[エネルギー比：50〜65 %]			(%エネルギー 60 %)	
カルシウム	650 mg	カルシウム	250 mg	(230〜270)
鉄	10.5 mg	鉄	4 mg	(3.5〜4.0)
ビタミン A	650 μgRAE	ビタミン A	250 μgRAE	(150〜350)
ビタミン B₁	1.1 mg	ビタミン B₁	0.4 mg	(0.35〜0.4)
ビタミン B₂	1.2 mg	ビタミン B₂	0.45 mg	(0.4〜0.5)
ビタミン C	100 mg	ビタミン C	40 mg	(30〜40)
食物繊維	18 g 以上	食物繊維	7 g	(6.5〜8.0)
食塩相当量	7.0 g 未満	食塩相当量	2.5 g	(2.3〜2.6)

2. 1 日当たりの食事摂取基準を 3 食に配分し，1 食分を決める．
   朝・昼・夕の配分率は，主食 1：1：1，副食 1：1.5：1.5 が一般的に利用されているが，概量として 1 日分の 3/8 (約 38 %) を昼食用とする．

3. 計算して得た数値を，対象の特性や，ほかの 2 食の実態を考慮して調整し，給与栄養目標量とする．その 1 例を B に示した．

給食マネジメント

表 2-1 食品類別荷重平均栄養成分の計算例

| 食品名 | 総使用量(年間) | | | 構成比 | 100 g構成重量 | エネルギー (kcal) | 水分 (g) | たんぱく質 (g) | 脂質 (g) | 炭水化物 (g) | 無機質 | | ビタミン | | | | 食物繊維 (g) | 食塩相当量 (g) |
	重量 (kg)	廃棄率 (%)	純使用量 (kg)								カルシウム (mg)	鉄 (mg)	A (μgRAE)	B₁ (mg)	B₂ (mg)	C (mg)		
トマト(果実, 生)	1,308	3	1,269	34.7	34.7	7	32.6	0.2	0	1.6	2	0.1	31	0.02	0.01	5	0.3	0
にんじん(根, 皮つき, 生)	962	3	933	25.5	25.5	9	22.8	0.2	0	2.3	7	0.1	383	0.01	0.01	1	0.7	0
西洋かぼちゃ(果実, 生)	483	10	435	11.9	11.9	11	9.1	0.2	0	2.5	2	0.1	79	0.01	0.01	5	0.4	0
こまつな(葉, 生)	450	15	383	10.5	10.5	1	9.9	0.2	0	0.3	18	0.3	55	0.01	0.01	4	0.2	0
ほうれんそう(葉, 生)	310	10	279	7.6	7.6	2	7.0	0.2	0	0.2	4	0.2	53	0.01	0.02	3	0.2	0
さやいんげん(若ざや, 生)	153	3	148	4.0	4.0	1	3.7	0.1	0	0.2	2	0	4	0	0	0	0.2	0
ピーマン(果実, 生)	146	15	124	3.4	3.4	1	3.2	0	0	0.2	0	0	2	0	0	3	0.2	0
にら(葉, 生)	60	5	57	1.5	1.5	0	1.4	0	0	0	1	0	9	0	0	0	0	0
ブロッコリー(花序, 生)	66	50	33	0.9	0.9	0	0.8	0	0	0	0	0	1	0	0	1	0	0
合計	3,938	—	3,661	100	100	32	90.5	1.1	0	7.3	36	0.8	617	0.06	0.06	22	2.0	0

または，都道府県などから示されているものを利用する．

(3) 食品構成【帳票-p.8，9に記入】

食品構成とは，給与栄養目標量を充足させるために必要な各食品群の摂取目安量を示したものである．食品構成の作成に当たっては，各栄養素の配分比率(栄養比率)を対象集団の特性に応じて決定する．

食品構成を用いて献立作成を行う利点として，次のことがあげられる．
① 栄養計算をしなくても，献立内容が栄養的に適切かおおよその判断ができる．
② 献立作成業務の効率化が図れる．
③ 食品の使用状況に偏りがなく，バランスがとりやすい．
④ 作成献立の栄養量の日差が少ない．

栄養比率の目安

穀類エネルギー比率	50～55 %	脂肪エネルギー比率	20～30 %
たんぱく質エネルギー比率	13～20 %	炭水化物エネルギー比率	50～65 %
動物性たんぱく質比率	40～45 %		

食品構成例を表2-2に示した．

2 献立計画

(1) 献立作成における考え方

献立とは，施設の給食運営計画に従って，給与栄養目標量や食品構成などをもとに料理を組み合わせたものであり，栄養管理の基本となる．

献立作成に当たり，次のことを考慮する．
① 給与栄養目標量　　　　　　　　　② 食品構成
③ 利用者の嗜好　　　　　　　　　　④ 食材料費，経費
⑤ 衛生，安全　　　　　　　　　　　⑥ 調理時間
⑦ 調理作業能力(人数，調理技術など)　⑧ 給食施設・設備
⑨ 給食数　　　　　　　　　　　　　⑩ 献立実施時期
⑪ 供食方式(定食，カフェテリア方式)　⑫ 供食回数(1，2，3回/1日)

(2) 献立作成の手順【帳票-p.10～13に記入】
① 一定期間内で変化をつけるには，次の種類のなかから一定回数以上重ならないように調整する．
　　　主　食　　　：ごはん，味つけごはん，パン，めんなど．
　　　主菜の主材料：肉類，魚介類，卵類，大豆製品など．
　　　調理法　　　：焼く，煮る，蒸す，揚げる，炒めるなど．

表2-2 食品構成例

群	食品分類		使用量(g)	エネルギー(kcal)	たんぱく質(g)	脂質(g)	炭水化物(g)	カルシウム(mg)	鉄(mg)	A(μgRE)	B₁(mg)	B₂(mg)	C(mg)	食物繊維(g)	食塩相当量(g)	備考
1	魚介類		20	30	5.1	1.0	0.1	9	0.2	5	0.03	0.06	0	0	0.1	1週間のうちで魚と肉・卵各1回, 豆類を週3回程度配置する 魚 1切 60～70g さけ, おひょう, メルルーサ など1回 あじ, いわし, さんま, さば など1回 肉 1切 60～70g (皮, 脂のない肉) 卵 1個 50～60g
	肉類		15	34	2.9	2.3	0	1	0.1	2	0.06	0.03	0	0	0	
	卵		10	15	1.2	1.0	0	5	0.2	15	0.01	0.04	0	0	0	
	大豆	豆腐	15	15	1.1	0.8	0.5	19	0.2	0	0.01	0	0	0.4	0	
		みそ	12	23	1.5	0.7	2.7	14	0.5	0	0	0.01	0	0.6	1.5	みそ汁は週2回程度, みそを使わないときは大豆製品を増やす
2	牛乳・乳製品		50	34	1.7	1.9	2.4	55	0.1	19	0.02	0.08	1	0	0	牛乳を使わないときは, ほかのカルシウム源, たんぱく質源を増やす
	海草類		2	1	0.1	0	0.4	8	0.3	5	0	0.01	0	0.3	0.1	
3	緑黄色野菜		50	16	0.7	0.1	3.7	20	0.4	293	0.04	0.04	13	1.3	0	
4	その他の野菜		120	35	1.4	0.1	8.4	32	0.5	12	0.05	0.05	16	1.9	0	
	果実類		50	28	0.2	0.1	7.2	3	0.1	2	0	0	5	0.5	0	果実類を使わないときは野菜類, いも類を増やす
5	穀類		85	302	5.3	0.8	65.5	5	0.6	0	0.07	0.02	0	0.4	0	米80g, 小麦粉など
	いも類		40	38	0.6	0	9.1	4	0.2	0	0	0	12	0.6	0	
	砂糖類		8	31	0	0	7.9	0	0	0	0	0	0	Tr	0	
6	油脂類		7	61	0	6.6	0.1	0	0	0	0	0	0	0	0	
	種実類		3	17	0.6	1.6	0.6	36	0.3	0	0.03	0.01	0	0.3	0	
	調味嗜好品		15	11	0.5	0	1.7	2	0.1	1	0	0.01	0	0	0.8	
	計			697	22.9	17.5	110.3	210	3.8	355 (284)	0.38 (0.27)	0.37 (0.28)	47 (24)	6.3	2.5	ビタミンA 20%　ビタミンB₁ 30% ビタミンB₂ 25%　ビタミンC 50% （ ）内：損失率を考慮したもの
	給与栄養目標量			650 (550～750)	25.0 (15～35)	18.0 (15～20)	100 (80～120)	250 (230～270)	4.0 (3.5～4.0)	250 (150～350)	0.4 (0.35～0.4)	0.45 (0.4～0.5)	40 (30～40)	7 (6.5～8)	2.5 (2.3～2.6)	
	過不足*			0	0	0	0	−40	0	0 (0)	0 (−0.08)	−0.03 (−0.12)	+7 (−6)	−0.7	0	

炭水化物エネルギー比率　63.2%　脂肪エネルギー比率　22.5%　たんぱく質エネルギー比率　13.1%　動物性たんぱく質比率　47.5%

*給与栄養目標量に幅がある場合, 下限量を下回る量を不足(−), 上限量を上回る量を過剰(+)として記入する.

表2-3 料理別の供給栄養素

料理別	食品類	栄養素
主食	米, パン, めん類など	エネルギー, 炭水化物
主菜	肉類, 魚介類, 卵類, 大豆・大豆製品など	たんぱく質, 脂質
副菜	いも類, 野菜類, きのこ類, 海草類など	無機質, ビタミン
汁	野菜, 海草類, いも類など	無機質, ビタミン
デザート	寒天, ゼラチン, フルーツ類など	炭水化物, ビタミン

給食マネジメント

② 献立の組み合わせを決める．
　　基本型は，主食，主菜，副菜，汁，デザートである．料理別に表2-3に示した食品類を使うことによって，各栄養素の供給源となる．
③ 料理名を決め，使用する食品とその分量を食品構成に合わせて考える．
　　使用する食品は季節や旬，食材料費などを考慮して選択する．

(3) 献立の書き方【帳票-p.14～31に記入】
記入例を表2-4，5に示す．

《料 理 名》・主食，主菜，副菜，汁，デザートなどの順に記入し，各料理ごとに小計をつける．

《食 品 名》・調理手順に従い，主材料から記入する．食品名は原則として食品成分表の表記に合わせる．食品の部位，種類も明記する．
・だし用の削り節，鳥がらなど調理上必要なものは記入する．
・汁物，煮物，デザート類などの「水」も記入する．

《純使用量》・微量の調味料，香辛料などを除き，整数で記入する．
・塩，こしょうなど，適量，少々，微量といった表記はしない．

《廃 棄 率》・食品成分表に基づき記入する(独自のものがある場合はそれを使用する)．

《価格計算》・使用量に対して価格計算を行う．使用量＝純使用量/可食率×100
　　　小数点第1位までを有効数字とし，以下は四捨五入する(例：23.45円→23.5円)．

《栄養価計算》・純使用量に対して，栄養価計算を行う．
・栄養価計算の結果，有効数字は食品成分表に記載の桁にそろえる．
・ビタミン類については調理による損失を考慮する．ただし，飲用牛乳，生食野菜，果物については0％とする．
　　損失率は，一般的にビタミンA 20％，B_1 30％，B_2 25％，C 50％を使用する．
・調味料の栄養価計算は，簡略化する場合もある．

【例】
栄養価計算をするもの　：砂糖，みりん，酒，トマトケチャップなど．
栄養価計算をしないもの：塩，酢，しょうゆ，ソース，スープの素(和，洋，中)など．

《過 不 足》・給与栄養目標量との過不足を示す．

表 2-4 【記入例】

献　立

実施日 ○月○日○曜日　対象者 女子学生

料理名	食品名	純使用量(g)	廃棄率(%)	使用量(g)	単価(円)	価格(円)	エネルギー(kcal)	たんぱく質(動たん)(g)	脂質(g)	炭水化物(g)	カルシウム(mg)	鉄(mg)	ビタミンA(μgRAE)	ビタミンB₁(mg)	ビタミンB₂(mg)	ビタミンC(mg)	食物繊維(g)	食塩相当量(g)	100人分量 使用量(g)	100人分量 価格(円)
ドライカレー	精白米	80	0	80	41	32.8	283	4.4	0.1	61.7	4	0.6	(0)	0.06	0.02	(0)	0.4	0	8,000	3,280
	水	112	0	112															11,200	
	ターメリック	0.5	0	0.5															50	230
	ヨーグルト(プレーン)	0.5	0	0.5															50	
	塩	0.3	0	0.3														0.3		
	豚ひき肉	50	0	50					0	3	0.6	6	0.31	0.11	1	(0)	0.1		5,000	4,000
	たまねぎ	50	6	53						4.4	11	0.1	(0)	0.02	0.01	4	0.8	0.1	5,300	800
	にんじん	20	10	22						1.8	5	0	280						2,200	550
	ピーマン	10	15	12						0.5						8	0.2	0	1,200	720
	にんにく	0.5	8	1	200											Tr			100	200
	しょうが	0.5	20	1						0							Tr		60	40
	干しぶどう	3	0	3					0.1	2.3									300	150
	サラダ油	2	0	2					2.0										200	40
	小麦粉	4	0	4					0.4	3.0							(0)		400	80
	カレー粉	1.5	0	1.5					0.2	0.9	8	0.4	2						150	480
	ホールトマト(缶)	60	0	60		27.0	12	0.5	0.1	2.6		0.2	56	0.04	0.02	6	0.4		6,000	2,700
	ウスターソース	3	0	3	33	1.0												0.2	300	100
	コンソメスープの素	0.3	0	0.3	90	0.5													30	30
	塩	0.2	0	0.2	13	0.1												0.2	20	3
	こしょう	0.01	0	0.01	375														1	
	小　計					135.2	486	16.1	10.8	77.4	42	2.0	351	0.46	0.17	21	2.9	2.0	—	13,513
大根サラダ	だいこん	60	15	71	15	10.7	11	0.2	0.1	2.5	14	0.1	(0)	0.01	0.01	7	0.8	0	7,100	1,070
	きゅうり	20	2	20	50	10.0	3	0.2	0.6	5	0.1	11	0.1	0	3	0.2	0		2,000	1,000
	ミニトマト	10	3	10	120	12.0	3		0.1	0.7			16						1,000	1,200
	マヨネーズ	6	0	6	65	3.9	42	(0.1)	4.5	0.3			2					0.1	600	390
	プレーンヨーグルト	6	0	6	40	2.4	4	(0.2)	0.2	0.3	7	Tr	2						600	240
	塩	0.3	0	0.3	13													0.3	30	10
	ごま	1	0	1	60	0.6	6		0.5	0.2	12	0.1	0			Tr	0.1		100	60
	さくらえび(干)	2	0	2	800	16.0	6	(1.3)	0.1	0.1	40	0.1	Tr				0.1		200	1,600
	小　計					55.7	75	2.3	5.4	4.6	80	0.4	30	0.04	0.04	13	1.2	0.5	—	5,570
野菜スープ	たまねぎ	30	6	32	15	4.8	11	0.3		2.6	6	0.1	(0)			2	0.5		3,200	480
	キャベツ	20	15	24	30	7.2	3	0.3		1.0	9	0.1	2	0.01		8	0.4		2,400	720
	にんじん	10	10	11	25	2.8	4	0.1		0.9	3	0	140						1,100	280
	牛乳	50	0	50	16	8.0	34	(1.7)	1.9	2.4	55	Tr	20	0.02	0.15	1	(0)	0.1	5,000	800
	水	180	0	180																
	コンソメスープの素	0.3	0	0.3	90	0.3												0.1	30	30
	塩	0.2	0	0.2	13	0.1												0.2	30	10
	小　計					23.2	52	2.4	1.9	6.9	73	0.2	162	0.04	0.16	11	1.2	0.5	—	2,320
りんごかん	りんごジュース	60	0	60	20	12.0	26	0.1	0.1	6.8	2	0.1	(0)			Tr	0		6,000	1,200
	寒天	0.7	0	0.7	930	6.5	1			0.5	5								70	650
	水	20	0	20																
	砂糖	3	0	3	20	0.6	12	(0)		3.0		Tr							300	60
	小　計					19.1	39	0.1		10.3	7	0.1								1,910
	合　計 A					233.2	652	20.9 (12.6)	18.2	99.2	202	2.7	543 (440)	0.46 (0.39)	0.37 (0.29)	46 (30)	5.3	2.5	—	23,313
給与栄養目標量　B							650 (550〜750)	25 (15〜35)	18 (15〜20)	100 (80〜120)	250 (230〜270)	4 (3.5〜4.0)	250 (150〜350)	0.4 (0.35〜0.4)	0.45 (0.4〜0.5)	40 (30〜40)	7 (6.5〜8)	2.5 (2.3〜2.6)		
過不足*	A−B						0	0	0	−48	−0.8	0	+0.14 (−0.11)	−0.03	+6 (0)	−1.7				

使用量…給与すべき食品の廃棄量を含んだ量
純使用量…使用量(仕込量)から，調理によって捨てられる廃棄量を除いた可食量
ビタミン類の( )内数字は調理などによる損失を考慮した値
炭水化物エネルギー比率　60.8%　　たんぱく質エネルギー比率　12.8%　　脂肪エネルギー比率　25.1%
＊給与栄養目標量に幅がある場合，下限量を下回る量を不足(−)，上限量を上回る場合を過剰(+)として記入する．

表 2-5 【記入例】

作業指示書

　　　　　　　　　　　クラス　　班　　番号　　氏名

調理法（箇条書き）

ごはん
① 米を洗い、1.4 倍の水に浸水する．
② ①にターメリック、コンソメスープの素、塩を加えて炊く．
③ 炊き上がったら、釜がえしをする．

ドライカレー
① たまねぎ、にんじん、ピーマン、にんにく、しょうがは、おのおの洗って皮をむき、みじん切りにする．（フードプロセッサーでも可）
② 干しぶどうは熱湯にくぐらせ、ざるにあげる．
③ 回転釜にサラダ油を入れ、にんにく、しょうがを加えて香りを出し、豚ひき肉をいためる．
④ 豚ひき肉に火が通ったら、たまねぎを加えて色づくまでいため、にんじん、ピーマンも加えてさらにいため、小麦粉をふり入れる．
⑤ ④にコンソメスープの素、ホールトマトを缶汁ごと加え、30 分程度中火で煮込む．
⑥ 仕上げにカレー粉、ウスターソース、塩、こしょうで味をつけ、②の干しぶどうを加える．
⑦ 回転釜から寸胴鍋に取り出す．

野菜スープ
① たまねぎ、キャベツ、にんじんは洗って皮をむく．
② たまねぎは 1 cm 角切り、キャベツは 2 cm 角切り、にんじんは 1 cm の色紙切りにする．
③ 寸胴鍋に分量の水、たまねぎ、にんじん、コンソメスープの素を入れ、火にかける．
④ 沸いてきたら、キャベツを加え、牛乳、塩、こしょうで味を仕上げる．

大根サラダ
① だいこん、きゅうり、ミニトマトを洗う．
② だいこんは皮をむき、短冊切りに、きゅうりはせん切りにする．
③ マヨネーズとプレーンヨーグルト、塩でドレッシングをつくり、だいこんときゅうりを合わせ、サラダボールに盛り、上からごまとさくらえびをのせ、ミニトマトを添える．

りんごかん
① 角寒天は、ほこりを取り、水につける．
② 鍋に分量の水と、①の水気をしぼった寒天を加え、沸騰させながら煮溶かす．
③ 寒天が煮溶けたら、砂糖を加え、溶けたらこす．
④ ③にりんごジュースを加えて、デザート容器に入れ、冷やして固める．

献立上留意した点

1．対象者の嗜好とボリュームを考慮した．
2．脂質エネルギー比率をおさえるために、サラダのドレッシングにプレーンヨーグルトを使用した．
　また、ごま、さくらえびなどを使い、味の変化とともに、栄養面でも工夫した．

盛付け図・使用食器

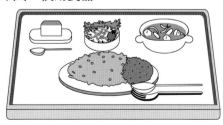

　　　　　　　　　　　　　　　　　　　　ドライカレー：楕円皿
　　　　　　　　　　　　　　　　　　　　野菜スープ：キャセロール
　　　　　　　　　　　　　　　　　　　　大根サラダ：中皿
　　　　　　　　　　　　　　　　　　　　りんごかん：デザートグラス
　　　　　　　　　　　　　　　　　　　　その他
　　　　　　　　　　　　　　　　　　　　　湯のみ、スプーン（大，小），フォーク

表2.0 食品の出回り時期

食品名		春			夏			秋			冬		
		3月	4月	5月	6月	7月	8月	9月	10月	11月	12月	1月	2月
魚介類	あじ	○	○	○	○	◎	◎	○	○	○	○	○	○
	いわし	○	○	○	○	◎	◎	○	○	○	○	○	○
	かつお		○	○	◎	◎	○	○	○	○			
	きす			○	◎	◎	◎	○					○
	さけ			○	○	○	○	◎	◎	○	◎	○	
	さば	○	○	○	○	○	○	◎	◎	◎	○	○	○
	さわら	◎	◎	○	○	○	○	○	○	○	○	○	◎
	さんま							◎	◎	○			
	ししゃも	○	○	○	○	○	○	○	◎	○	○	○	○
	たこ	○	○	○	○	○			○	○	○	○	○
	たら	○							◎	○	○	◎	○
	まぐろ			○	○	○	○	○				○	○
	あさり	○	○	○	○	○	○	○	○	○	○	○	○
	かき								◎	○	○	○	○
	しじみ	○	○	○	○	○	○	○	○	○	○	○	○
	はまぐり	◎	○	○	○	○	○	○	○	○	○	◎	○
野菜類	えだまめ				○	◎	◎	○					
	オクラ				○	◎	◎	○					
	かぶ	◎	◎	◎	○	○	○	○	○	○	◎	○	○
	かぼちゃ	○	○	○	◎	○	○	○	○	○	○	○	○
	カリフラワー	◎	○	○	○	○	○	○	○	◎	◎	◎	◎
	キャベツ	○	◎	◎	○	○	○	○	○	○	○	○	○
	きゅうり	○	○	◎	◎	◎	○	○	○	○	○	○	○
	ごぼう	○	○	○	○	○	○	○	○	◎	◎	○	○
	こまつな	○	○	○	○	○	○	○	○	○	○	○	○
	さやいんげん	○	○	◎	◎	◎	◎	◎	○	○			
	さやえんどう	○	◎	◎	◎	○	○	○	○				
	じゃがいも	◎	○	○	○	○	○	○	○	○	○	○	○
	しゅんぎく	◎	○	○	○	○	○		○	○	○	◎	◎
	セロリー	◎	◎	○	○	○	○	○	○	○	◎	○	○
	だいこん	○	○	○	○	○	○	○	○	○	○	○	○
	たけのこ	◎	◎	◎	○								
	たまねぎ	◎	◎	◎	○	◎	◎	○	○	○	○	○	○
	トマト	○	○	○	◎	◎	◎	◎	○	○	○	○	○
	なす		○	○	○	◎	◎	◎	○				
	にら	◎	○	○	○	○	○	○	○	○	○	○	◎
	にんじん	○	○	○	○	○	○	○	◎	○	○	○	○
	ねぎ	○	○	○	○	○	○	○	○	○	◎	◎	○
	はくさい	◎	○	○	○	○	○	○	○	○	○	◎	◎
	ピーマン	○	○	○	○	◎	◎	○	◎	○	○	○	○
	ブロッコリー	◎	○	○	○	○	○	○	○	◎	◎	◎	◎
	ほうれんそう	◎	○	○	○	○	○	○	○	○	○	◎	◎
	レタス		○	○	○	○	○	○	○	○	○	○	○
	れんこん	○							○	◎	◎	○	○
	わけぎ	◎	○	○							○	○	○
	しいたけ	◎	○	○	○	○	○	○	○	○	○	○	○
	しめじ	○	○	○	○	○	○	○	○	○	○	○	○
果実類	いちご	◎	◎	○							○	○	○
	キウイフルーツ	◎	○	○							○	○	○
	グレープフルーツ	○	◎	○	◎	◎	○						
	すいか			○	◎	◎	◎	○					
	なし							◎	◎	○			
	バナナ	○	○	○	○	○	○	○	○	○	○	○	○
	みかん	○							○	◎	◎	◎	◎
	りんご							○	◎	◎	◎		

◎ 出回り最盛期　　○ 出回り期

給食マネジメント

表 2-7　食品重量目安表

食品群別	食品名	概量	(g)	食品群別	食品名	概量	(g)
穀 類	小麦粉(薄力粉)	大さじ1	9	野菜類	さやえんどう	1さや	2
	〃	小さじ1	3		グリンピース(水煮缶詰)	1カップ	140
	食パン	1斤	360		かぶ(根)	小1個	40
	〃	1斤6枚切	60		かぼちゃ	1個	1500
	ロールパン	1個	30		キャベツ	1個	1500
	ゆでうどん	1玉	240		〃	1枚	60
	乾めん	1人分	100		ごぼう	中1本	200
	生中華めん	1玉	130		こまつな	1把	330
	蒸し中華めん	1玉	150		〃	1株	40
	パン粉	大さじ1	3		しょうが	親指大	15
	〃	小さじ1	1		だいこん(根)	中1本	1000
	精白米	1カップ	160		たまねぎ	中1個	200
	ごはん	茶わん1杯	150		トマト	中1個	150
いも類	こんにゃく	1枚	250		なす	中1個	80
	しらたき	1玉	200		にら	1束	100
	さつまいも	中1個	250		にんじん	中1本	250
	さといも	中1個	60		ねぎ	中1本	100
	じゃがいも	中1個	150		はくさい	中1株	1000〜2000
	かたくり粉	大さじ1	9		パセリ	1把	160〜200
	〃	小さじ1	3		〃	1本	15〜20
	コーンスターチ	大さじ1	6		ピーマン	中1個	30
	〃	小さじ1	2		ブロッコリー	1株	150
砂糖類	砂糖(上白糖)	大さじ1	9		ほうれんそう	1把	300
	〃	小さじ1	3		〃	1株	30
豆 類	あずき(乾)	1カップ	160		みつば	1本	1
	だいず(乾)	1カップ	150		もやし	1カップ	60
	豆腐	1丁	300		レタス	中1個	450
	焼き豆腐	1丁	200		サラダな	1株	100
	生揚げ	1枚	150		れんこん	1ふし	200
	油揚げ	1枚	20	果実類	いちご	1粒	15〜20
	がんもどき	1個	50		うんしゅうみかん	1個	70〜100
	凍り豆腐(乾)	1個	20		〃 (缶詰)	1粒	7
種実類	くり	1個	10〜20		かき	中1個	200
	ごま	大さじ1	9		グレープフルーツ	1個	400
	〃	小さじ1	3		パインアップル(缶詰)	1枚	40
野菜類	アスパラガス	1本	10〜20		バナナ	中1本	120
	さやいんげん	1さや	5		ぶどう	中1ふさ	110

表2-7 つづき

食品群別	食品名	概量	(g)	食品群別	食品名	概量	(g)
果実類	プリンスメロン	中1個	350	乳 類	普通牛乳	1本(200mℓ)	210
	りんご	中1個	200		脱脂粉乳	大さじ1	6
	レモン	中1個	70		〃	小さじ1	2
きのこ類	えのきたけ	1束	100		ヨーグルト	1本	100
	生しいたけ	1枚	20		チーズ	1切(7mm厚さ)	15
	乾しいたけ	1枚	2		おろしチーズ	大さじ1	6
	しめじ	1パック	100		〃	小さじ1	2
	なめこ	1袋	100	油脂類	植物油	大さじ1	12
海草類	寒 天	1本	8		〃	小さじ1	4
	の り	1枚	2		バター	大さじ1	12
	ひじき	1カップ	50		〃	小さじ1	4
漬物類	梅干し	中1個	10	調味料	酒	大さじ1	15
	たくあん漬	1切	10		〃	小さじ1	5
	らっきょう(甘酢漬)	1個	10		みりん	大さじ1	18
	福神漬	大さじ1	7		〃	小さじ1	6
魚介類	あ じ	中1尾	150		ウスターソース	大さじ1	18
	いわし	中1尾	60		〃	小さじ1	6
	さんま	中1尾	130		しょうゆ	大さじ1	18
	生魚切身	1切	80		〃	小さじ1	6
	さ け	1切	80		食 塩	大さじ1	18
	まぐろ(缶詰・油漬)	1缶	180		〃	小さじ1	6
	あさり(むき身)	1個	3		食 酢	大さじ1	15
	かき(むき身)	中1個	10		〃	小さじ1	5
	しばえび	中1尾	10		ケチャップ	大さじ1	15
	い か	1ぱい	280		〃	小さじ1	5
	かまぼこ	1本	200		マヨネーズ	大さじ1	12
	焼き竹輪	1本	120		〃	小さじ1	4
	さつま揚げ	1枚	50		み そ	大さじ1	18
	はんぺん	1枚	100		〃	小さじ1	6
肉 類	うし・ぶた(うす切り)	1枚	20～30		粉からし	大さじ1	6
	ぶた ロース	1枚	60～70		〃	小さじ1	2
	にわとり ぶつ切り	1切	30		カレー粉	大さじ1	6
	ハ ム	1枚	10～20		〃	小さじ1	2
	ベーコン	1枚	20		こしょう	大さじ1	6
卵 類	うずら卵	1個	15		〃	小さじ1	2
	鶏 卵	1個	50～65				

給食マネジメント

表2-8 食品材料別使用目安表（1人分）

種類	食品名	料理名	1人当たり純使用量(g)
いも類	さつまいも	うま煮, きんとん	80〜90
		天ぷら	30〜40
		大学いも	80〜90
	じゃがいも	粉ふきいも	60〜70
		シチュー	40〜50
		ポテトサラダ	60〜80
豆類	だいず(乾)	ブドウ豆	20〜30
		五目煮豆	10〜15
		サラダ	10〜20
	豆腐	湯豆腐	150 前後
		白和え	50〜70
		みそ汁	30〜40
		麻姿豆腐	150〜200
		いり豆腐	70〜100
野菜類	かぼちゃ	含め煮, そぼろ煮	80〜100
		天ぷら	30〜40
		ホイル焼き	50〜60
	きゅうり	きゅうりもみ	40〜50
		サラダ	20〜30
	キャベツ	せんキャベツ	30〜40
		サラダ, 和えもの	30〜40
		炒めもの	30〜40
		ロールキャベツ	100〜120
	ごぼう	きんぴらごぼう	30〜40
		柳川もどき	20〜40
		かき揚げ	10〜20
		煮もの	20〜30
		豚汁	10〜20
	こまつな	お浸し, 和えもの	50〜60
		汁の実	20〜30
		鍋物のあしらい	20〜30
		バター炒め	60〜70
		かき揚げ	10〜20

種類	食品名	料理名	1人当たり純使用量(g)
野菜類	だいこん	おろし, おろし和え	30〜40
		サラダ	60〜70
		なます	40〜50
		おでん	80〜100
		ふろふき大根	100〜130
	たけのこ	筍ごはん	40〜80
		うま煮	30〜50
		中華風炒め	20〜30
		酢豚	20〜30
		木の芽和え	40〜60
	たまねぎ	野菜ソテー	20〜30
		揚げもの	20〜30
		煮もの	30〜40
		丼もの	30〜40
		炒飯	20〜30
		オムレツ	15〜20
	なす	焼きなす(1個)	60〜80
		炒めもの	40〜50
		煮もの	50〜60
	にら	ぎょうざ	15〜20
		野菜ソテー	10〜20
	にんじん	きんぴらごぼう	15〜20
		グラッセ	30〜40
		なます, サラダ	10〜15
		和えもの	10〜20
		かき揚げ	10〜15
		スープの実	15〜20
	ねぎ	かき揚げ	10〜20
		酢みそ和え	30〜40
		汁の実, 薬味	5〜10
	はくさい	サラダ, 和えもの	30〜40
		炒めもの	40〜60
		ロール巻	100〜120
		鍋もの	80〜100
		漬もの	20〜30

表2-8 つづき

種類	食品名	料理名	1人当たり純使用量(g)
野菜類	ピーマン	サラダ	5~10
		炒めもの	20~30
		肉詰め	30~40
	ブロッコリー	グラタン	40~50
		サラダ	30~40
	ほうれんそう	お浸し, 和えもの	50~60
		グラタン	30~40
		鍋物のあしらい	20~30
		バター炒め	60~70
		汁の実	20~30
	もやし	ソテー	70~80
		お浸し	50~60
		和えもの	30~40
魚介類	あじ	塩焼き	60~70
		南蛮漬	60~70
	いわし	かば焼き	60~70
		香草焼き	60~70
	さけ	ムニエル	60~80
		マヨネーズ焼き	60~80
		鮭寿司	30~40
	さば	みそ煮	60~80
		七味焼き	60~80
	さんま	塩焼き	70~80
	メルルーサ	エスカベージュ	60~80
	えび	ピラフ	30~40
		あんかけ焼きそば	20~40
肉類	ぶた	ポークソテー	60~80
		生姜焼き	60~80
		ピカタ	60~80
		カツレツ	60~80
		変わり揚げ	60~80

種類	食品名	料理名	1人当たり純使用量(g)
肉類	ぶた	炒めもの	20~30
		酢豚	60~100
		ポトフ	40~60
		田舎煮, うま煮	30~50
		カレーライス, シチュー	40~80
		和えもの	20~40
		炒飯	20~30
		豚汁	20~30
	ひき肉	そぼろあん	20~40
		つくね煮(4~5個付)	50~80
		ミートボール(4~5個付)	50~80
		ハンバーグ	50~80
		ロールキャベツ	40~80
		焼売(4~5個付)	50~60
		ぎょうざ(4~5個付)	50~60
		ピーマン肉詰(2個付)	30~50
		なすのはさみ揚げ	30~50
		メンチカツ	40~60
		コロッケ	20~30
		スコッチエッグ	50~60
		ミートローフ	60~80
	にわとり	チキンソテー	60~80
		風味焼き, 黄味焼きなど	60~80
		包み焼き	40~60
		チキンカツ	60~80
		から揚げ	60~100
		いりどり	20~30
		親子丼	30~50
卵類	鶏卵	かにたま	70~80
		スパニッシュオムレツ	60~80
		茶碗蒸し	20~30
		サンドイッチ	40~50
		かきたま汁	15~20

給食マネジメント

表 2-9　料理別調味基準量

調理方法	料理名	調味料	調味の割合(%)	備考
味つけご飯	すし飯	食酢 砂糖 塩	12 % 3 % 1.5 %	・米の重量に対する割合 ・水は米の重量の1.4倍
	塩味ご飯	塩分	0.6 %	・米＋材料＋水の重量に対する割合 ・具の量は米の30 %まで ・いもは米の50 %まで
	醬油味ご飯	塩分 しょうゆ 塩	0.6 % 塩分の2/3 塩分の1/3	・米＋材料＋水の重量に対する割合
汁もの	すまし汁	塩分	0.6 %	・汁の重量に対する割合
	かきたま汁	塩分 しょうゆ	0.8 % 1 %	・卵1人分20 g ・かたくり粉は汁の重量の1 %
	うしお汁	塩分 酒	0.8 % 2 %	
	みそ汁	みそ	6〜8 %	・具の量は汁の30〜50 %
煮もの	魚の煮付け	しょうゆ 砂糖 酒	10 % 2 % 15 %	・しょうゆは汁の重量に対する割合 ・砂糖，酒は魚の重量に対する割合 ・水は魚の20〜30 %
	魚のみそ煮	みそ 砂糖 しょうゆ	10 % 4 % 3 %	・魚の重量に対する割合 ・水は魚の20〜30 %
	いも類の煮もの	塩 しょうゆ 砂糖	1〜1.5 % 5 % 5 %	・材料に対する割合 ・だし汁は30〜50 %
	乾物の含煮	塩 しょうゆ 砂糖	0.5 % 3〜5 % 3〜5 %	・材料に対する割合 ・だし汁は60〜100 %
焼きもの	魚の照り焼き	しょうゆ みりん	5〜10 % 5〜10 %	・魚の重量に対する割合 ・砂糖を使用する場合は，みりんの1/3
	薄焼き卵	塩 砂糖 かたくり粉	0.8 % 1 % 1 %	・卵50 gに対する割合
揚げもの	豚カツ	小麦粉 パン粉 卵 塩	5 % 12 % 5〜10 % 0.5 %	・揚げ温度170〜180℃
	から揚げ	かたくり粉 しょうが汁 しょうゆ 砂糖	6 % 2 % 10 % 1〜2 %	・揚げ温度170〜180℃
和えもの	ごま和え	ごま 砂糖 しょうゆ	10 % 3〜4 % 8 %	・材料に対する割合
酢のもの	二杯酢	①食酢・しょうゆ ②食酢・しょうゆ：塩	① 10 % ② 10 %：2.5 %：1 %	・材料に対する割合
	三杯酢	食酢：しょうゆ：塩 砂糖：だし汁	10 %：2.5 %：1 % 3 %：5 %	・材料に対する割合
	甘酢	食酢：塩：砂糖	10 %：1.5 %：5〜6 %	・材料に対する割合
寄せもの	果汁かん	寒天：糖分	0.8 %：10 %	・寒天はでき上がり量に対する割合 ・果肉などは30 %
	ゼリー	ゼラチン：糖分	2 %：10 %	・ゼラチンはでき上がり量に対する割合 ・果肉などは30 %
ソース	ホワイトソース濃厚	小麦粉　15 g バター　15 g 塩　　　 2 g	7.5 % 7.5 % 1 %	・牛乳200 gに対する割合

表 2-10 乾物のもどし倍率

食品名	倍率	戻し方	食品名	倍率	戻し方
米	2.4	炊く	はるさめ	5	ゆでる
そうめん	3	ゆでる	ビーフン	3	ゆでる
ひやむぎ	2.5	ゆでる	生中華めん	1.8	ゆでる
干しうどん	2.5	ゆでる	くらげ	1	水にひたす
干しそば	2.5	ゆでる	凍り豆腐	6	水にひたす
スパゲッティ	2.5	ゆでる	豆類	2	煮る
マカロニ	2.5	ゆでる	干しぜんまい	4	熱湯にひたす
干しわかめ	14	水にひたす	切り干し大根	4	水にひたす
塩蔵わかめ	2	水にひたす	干しわらび	4	水にひたす
ひじき	5	水にひたす	きくらげ	7	水にひたす
こんぶ	3	水にひたす	乾しいたけ	5	水にひたす
かんぴょう	7	ゆでる	くずきり	3.5	ゆでる

表 2-11 凝固材料の調理特性

	寒天	ゼラチン	ペクチン（高メトキシルペクチン）	カラギーナン
原料	海草（てんぐさ，おごのり）	クジラ，獣の皮や骨など	柑橘類の皮，りんご	海草（すぎのり，つのまた）
吸水膨潤または準備	水につける 棒状：30分～2時間 粉末：5～8分	水につける 板状：20～30分 粉末：5分	粒の細かい砂糖と混合する	粒の細かい砂糖と混合する
溶解	溶解温度 80～89℃ 一度沸騰させる	溶解温度 33～45℃ 湯煎 60℃で溶かす	煮沸，糖と酸が必要	約80℃で加熱する
凝固	凝固温度は 28～35℃ 常温1時間でゲル化する	凝固温度 5～12℃ 氷水または冷蔵庫が必要	pH 2.8～3.5，糖含量 50～70％でゲル化する	37～45℃以下の温度でただちにゲル化する
ゲルの性状	硬く，弾力性がなく，もろい	軟らかく，弾力性があるなめらかで口溶けもよい	やや軟らかで，やや弾力性がある	軟らかく弾力性，粘性がある
離漿	保水性は少なく，低濃度では離漿する	保水性大で離漿しない	pH，糖量が適当でなければ離漿する	種類により低濃度で離漿する
融解	融解温度 68～80℃ 可逆物であるが，85℃以上の加熱が必要	融解温度 23.5～25℃ 口中で十分溶ける	煮沸により溶ける 再ゲル化したものはゼリー強度が低下する	50～55℃で溶け，冷やすと再びゲル化する
酸の影響	ゲル化能力は低下する	ゲル化能力は低下する	酸がなければゲル化しない	ゲル化能力は低下する
その他の影響	砂糖濃度が高くなるほど，透明度，ゼリー強度は増す	砂糖濃度が高くなるほどゼリー強度は増す	ゲル化には 50～70％の糖が必要	たんぱく質やカルシウムによりゲル化能力は増す

（島田淳子，畑江敬子 編著：調理学，p.136，朝倉書店，2002 より一部改変）

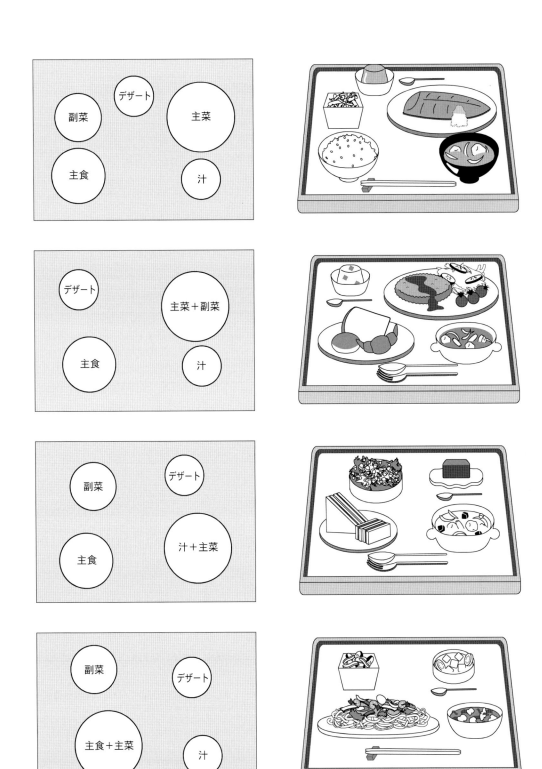

図 2-1　料理の組み合わせおよび盛付け図

(4) 役割分担（組織づくり）【板票 p.32・33に記入】

組織としての目的を達成し，給食業務の円滑な運営を図るためには，作業量，人数，時間，施設・設備などを考慮し，効果的な組織づくりを行う必要がある．学内実習では，指導教員から役割分担表人（例１），人数の指示等により，構成を組み入り，次に役割と作業内容例を示した．

【例1】

a．チーフリーダー
　①実施する献立の決定　②役割分担表の作成　③作業内容の指示　④給食全般管理
　⑤盛付け写真の撮影　⑥残飯・残菜調査　⑦実習後の点検

b．アカウントリーダー
　①チーフリーダーの補助　②食品の検収および出庫　③メニューボードへの記載
　④給食日報の作成

c．サブリーダー
　①チーフリーダー・アカウントリーダーの補助　②食品の検収および出庫
　③作業時間割表の測定　④保存食・検食の用意　⑤残飯・残菜調査　⑥実習後の点検

d．主食係
　①米飯の場合──米の計量，洗米，炊飯，盛付け，配膳，炊飯器の洗浄・消毒
　②パンの場合──パンの計量，盛付け，配膳
　③めんの場合──めんの計量，調理，盛付け，配膳

e．副食係
　①材料の下処理，加熱調理，調味，味つけ，配膳
　②調理機器，器具，食器の洗浄・消毒
　③厨房・食品庫の清掃，布巾の洗浄・消毒

f．準備係
　①衛生検査　②調理作業台の準備　③食器・トレイの用意　④下膳コーナーの準備
　⑤調理補助　⑥調理作業台の洗浄

【例2】

a．主任栄養士
　①実施する献立の作成　②発注　③献立に基づく作業計画と管理指導　④衛生管理指導
　⑤検食　⑥利用状況調査・検食表　⑦1日の検討会運営　⑧カウンターサービス

b．栄養士
　①調理全般の管理　②機械・器具の安全な利用，取り扱い指導　③検収，保存食
　④作業衛生の実施　⑤検食　⑥カフェテリア内の点検　⑦残量調査

c．主任調理師
　①調理作業全般　②食器・器具・調理室の衛生，点検　③出庫　④主食調理　⑤保存食

d．調理師
　①材料の下処理　②食器洗浄　③機械・器具の安全な利用，取り扱い　④調理室清掃
　⑤厨芥処理

e．事務員
　①食券売り　②食堂のテーブルふき　③食器準備　④売上金の計算　⑤納品書の確認
　⑥食券整理

給食マネジメント

3 試　作

　試作は，作成した献立に基づいて数人分調理し，食事イメージの共有化をはかるとともに，特定給食としての適否，内容検討，修正を行い，大量調理実施に向けて予定献立を完成させるものである．

　学内実習において予定献立のまま実施すると，献立としての未完成な部分によって献立作成者と調理担当者のイメージのズレが生じたり，作業内容が理解しにくいなどの問題が起こりやすい．

(1) 試作の進め方

図2-2に示した順序に従って，食材料の購入，調理，検討を行う．

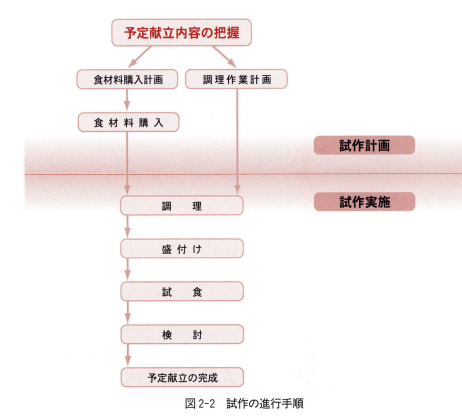

図2-2　試作の進行手順

a．試作計画

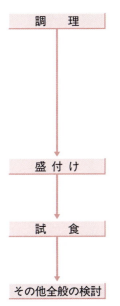

食材料購入計画：売上・出庫計画を参考に，購入量の算出を行い食材料を購入する．
・購入時には，価格，数量，重量を記録し，予算との関連について検討する資料を作成しておく．

調理作業計画：各料理のつくり方を詳細に確認する．
・下調理の方法，加熱時間や温度設定，基本調理，衛生操作にかかわることなど，実施当日とよどわないように作業内容を記載しておく．

b．試作実施

調理：
・食事づくりは，献立どおりの使用量で行い，純使用量を記録し，廃棄量との関連を検討する．また，乾物のもどし率，揚げ物の吸油率など，食事量や給与栄養目標量の変動に直接関連するデータも記録しておく．
・作業内容と時刻の検討のために各調理操作と時刻をメモする．
・予定外の調理作業があれば記載しておく．

盛付け：見た目で利用者の喫食意欲を高めるという観点で検討する．
・短時間で，手間がかからず，均一な盛付けを行うには，どのような手順が必要か検討する．

試食：食事の品質について，利用者が満足するよう検討する．
・調理，味つけの仕上がり状態は適切か，1人分の供食重量は適切かなど．

その他全般の検討：
・調理作業スペース，器具などの集中時刻，重複はなかったか．汚染・非汚染作業区域の区分や衛生作業では，予定以外の作業がなかったか．

(2) 品質の検討方法【帳票-p.34 に記入】

試作検討表記入例(表2-12)を参考に検討を行い，品質がよく，満足度の高い食事を目標に献立を修正する．

検討後，献立を修正して完成させ，食器，盛付け方の決定，調理方法，提供方法の再確認など，実施に向けた計画を立てる．

表 2-12 【記入例】

試作検討表

◆盛付け状況について

料理名	食器の種類	1人分盛付け重量(g)	見た目の良・否	盛付け図(イラストまたは写真)
白飯	飯茶碗	180	よい	
生揚げと野菜のあんかけ煮	小判皿	290	少なめ	
ほうれん草とごぼうの和えもの	小鉢	60	よい	
大根のスープ	汁椀	180	多い	
フルーツゼリー	デザートカップ	130	多い	

1人当たりの食材料費　312円

◆各食材料の使用量について

料理名	気がついたこと	追加,変更の必要な食品名	献立の純使用量(g)	純使用量の修正値(g)
生揚げと野菜のあんかけ煮	皿に平たく広がり,見た目に少ない感じがする	赤ピーマン	—	20
		根深ねぎ	—	10
大根のスープ	汁,具ともに多い	水	160	140
		だいこん	30	25
フルーツゼリー	果物が多い	黄桃(缶詰)	30	15
		パインアップル(缶詰)	20	10

◆調味料の使用量

料理名	気がついたこと	追加,変更の必要な食品名	献立の純使用量(g)	純使用量の修正値(g)
生揚げと野菜のあんかけ煮	具材を追加するので,塩分1.2%,糖分3%に調整し直す	しょうゆ	10	12
		砂糖	4	5
大根のスープ	具材を減らすので,塩分0.9%に調整し直す	鳥がらスープ(顆粒)	2.4	2.1
		しょうゆ	3.1	2.9

◆その他

料理名	気がついたこと	改善事項
生揚げと野菜のあんかけ煮	たけのこの切り方が太い	細くそろえて切る
	皿が平たく,食べにくい	深型の皿に入れる
ほうれん草とごぼうの和えもの	盛付け前の脱水で,ごまが器に落ちている	調味後脱水しないように,材料を2分割してから片方ずつ調味する
		調味料と具材を和えたらすぐ盛付け,供食までの保管時間を短くできるような時間配分を心がける

4 発注・出庫計画

予定献立が完成したら，各食品の使用量を算出して発注量を決定し，貯蔵食品の在庫量を確認のうえ業者に注文をすることを発注という．また，在庫品を食品庫から出して使うことを出庫という．

次の例に従って発注・出庫表を記入する．【帳票-p.35 に記入】

(1) 発注計画

発注は，必要な食材料を適時に適量入手するため，計画的に行う必要がある．その際，保管期間の長短により分類し，生鮮食品と貯蔵食品に分けて，適切な方法をとるのが一般的である．

a．発注食品・量の決定

生鮮食品を中心とした即日および短期間(2～3日)に消費すべき食品，継続使用の少ない食品の発注は使用するつど行う．また，貯蔵食品は，その特徴を生かして，一定期間の使用量をまとめて発注する(表2-13)．

表2-13 食品と発注量

分類	食　　品		発注量
生鮮食品および一時的使用食品	魚介類およびその加工品 肉類およびその加工品 野菜類，果実類 牛乳およびその加工品 卵　類 豆製品類 穀類の加工品 その他，長期期間貯蔵に耐えないもの 継続的に使用しない食品	かまぼこ，ちくわなど ハム，ウインナソーセージなど 生クリーム，チーズなど 豆腐，油揚げなど パン，生めんなど	1回の使用量から決定する
貯蔵食品	穀類とその加工品 いも類とその加工品 豆　類 乾物類 油脂類 缶詰，びん詰類 嗜好品類 調味料類 その他，長期間貯蔵に耐えるもの	米，小麦粉，パン粉，スパゲッティなど かたくり粉，はるさめなど だいず，あずきなど 削り節，わかめ，乾しいたけなど サラダ油，バターなど 茶，コーヒーなど しょうゆ，砂糖，酢，こしょうなど	一定期間の使用量から決定する

給食マネジメント

生鮮食品の発注量計算は，廃棄する部分の有無によって，次の式を用いて算出する．

> ◆廃棄部分がない場合
>   発注量 ＝ 1人分純使用量 × 予定食数
> ◆廃棄部分がある場合
>   発注量 ＝ 1人分純使用量 ÷ 可食率 × 100 × 予定食数
>   ＝ 1人分純使用量 × 発注係数 × 予定食数

算出を簡略化するために，表2-14に示した発注係数を用いると能率的である．
　発注量の決定は，算出して得た数量を，単価の変動，包装単位など考慮して修正し，購入しやすい量，単位とする．決定した発注内容の食品名，発注量，形態，規格，発注先(業者名)を発注・出庫表の発注欄に記入する．

表2-14　発注係数

可食率(%)	発注係数	食　品　名
95	1.05	さやいんげん，きゅうり，たまねぎ，トマト，にら，万能ねぎ
90	1.11	じゃがいも，さやえんどう，ごぼう，こまつな，だいこん，なす，にんじん，はくさい，ほうれんそう，ぶなしめじ
85	1.18	西洋かぼちゃ，キャベツ，ピーマン，レタス，りんご，鶏卵
80	1.25	さつまいも，さといも，しそ，しょうが，れんこん，えのきたけ，梅干し，かき(果実類)
75	1.33	しいたけ(生)，うんしゅうみかん，いか
70	1.43	グリーンアスパラガス，パセリ
65	1.54	セロリー，オレンジ，かつお
60	1.67	根深ねぎ，はつかだいこん，すいか，バナナ，レモン，しばえび
55	1.82	あじ，さば
50	2.00	うど，ブラックタイガー

> ◆廃棄率
> 　食品の規格，品質，鮮度，季節，形態，調理方法，調理機器，調理技術などによって変動する．
> 　学内実習の場合，「日本食品標準成分表」の廃棄率より高くなることが多い．給食実習時の実測値があれば，それを使用することで，実施日の純使用量との誤差を少なくすることが可能になる．

b．発注伝票の記入（表2-15）

発注食品が決定したら，発注・出庫表の発注内容を発注先別の発注伝票に記入する．発注伝票は，発注した食品，量，質などが間違いなく納品されるように，食品名は正しく，単位はかならず統一し，形態，規格などが明確になる詳細に記入する．

(2) 出庫計画

a．出庫食品の決定

出庫とは，在庫品を食品庫から出して使用することをいい，おもに貯蔵食品が対象となる．発注・出庫表と在庫品を照合し，出庫量欄に使用可能な食品の重量を記入する．

b．在庫品の調整

使用時に在庫量不足で作業に支障をきたさないよう，一定期間の使用量などから食品別に上限・下限量を決め，下限量に近づいたら上限量を満たすよう発注する．発注から納品までに数日間を要する場合があるため，その期間を考慮して行う．食品庫には，納品時期が異なる食品が保管されているので，賞味期限を確認し，先入れ先出しの原則に従って使用する．

表 2-15 【記入例】

発 注 伝 票

発注日　年　月　日

○○商店　　　御中

○○大学　△△研究室
TEL ●●●－●●●－●●●●
FAX ●●●－●●●－●●●●
mail address ………………………
実習生名　○○　○○
担当教員名　○○　○○

使用日	納品日	食　品　名	発注量	単位	備　考	確　認
6/15	6/15	赤ピーマン	3.33	kg		
6/15	6/15	根深ねぎ	2.50	kg		
6/15	6/15	たけのこ水煮	3.75	kg		
6/15	6/15	ごぼう	3.30	kg	洗浄済みのもの	
6/15	6/15	ほうれんそう	8.40	kg		
6/15	6/15	だいこん	4.95	kg		
6/15	6/15	にんじん	2.55	kg		
6/15	6/15	たまねぎ	1.65	kg		

5 調理作業計画

　調理作業計画とは，限られた時間内に一定の品質基準の食事を提供することを目標に，調理作業を安全かつ能率的に進めるために，人員を適切に配置し，作業の分担を計画することである．

(1) 作業計画の立て方
　学内給食での調理作業は，おおよそ検収，下調理，主調理，盛付け，配食，食堂整備，食器洗浄，清掃，片づけなどの作業に区分できる．各作業の所要時間を予測して調理作業員の人数配置と作業内容を決定していく．

(2) 作業工程表の作成【帳票-p. 36～37 に記入】
　作業工程表とは，1日の給食実習の調理作業の時間配分，調理員の配置，機器の使用状況など全般の動きを示したものである．

《作成手順》（表2-16）
① 各料理の作業工程を記入する．
　　料理別の作業工程を時間を追って記載する．
② 作業時間の予定に見合う調理員数を配置する．
　　下調理など短時間に多くの人員が必要な作業は，ほかの調理作業とのバランスを考えて調整する．必ずしも1人の調理員が1種類の料理だけを担当するのではなく，調理作業時刻に間に合うように対応する．
　　調理員の配置については，魚・肉・卵類の下調理をした者が，和えもの・サラダなどの調味，盛付け作業につかないなどの衛生的配慮をする．
③ 使用する調理機械や器具の重複をさける．
　　下調理と主調理時刻が重なると，回転釜やガスレンジなどの加熱調理機器，大型ボウル・ザル・バットなどの器具の重複を招き，支障が生じやすい．すべての料理の工程を時刻ごとに点検し，重複しないように配慮する．また，器具の洗浄などシンクの使用も下調理と重複しやすいので考慮する．
　　機器の使用方法も決めておく必要がある．ウォーマーテーブルは使用する料理の種類，汁ものと主菜のウォーマーバット設置位置，それぞれの料理の使用容器数を配分しておく．
④ その他の作業を配分する．
　　調理以外の作業として，作業前の整備・消毒，調理中の器具洗浄，食堂整備，配膳，食器洗浄・保管，給食室・食堂の清掃などがある．効率よく作業を分配して示す．

(3) 作業役割表の作成【帳票-p. 38, 40 に記入】
　作業役割表は，各料理の担当調理員へ詳細な調理作業内容を指示するものである（表2-17）．

《作成手順》
① 記入前に，下調理から加熱，盛付け，配食に至る手順を明確にしておく．
② 衛生に関する操作が必要な手順は，消毒方法や温度基準，衛生手袋の使用など詳細に決めておく．
③ 配食時刻と盛付け，配食方法を確認する．
　　みそ汁や，とろみのある八宝菜などの主菜料理は，ウォーマーテーブルから盛付けながらの対面配食が望ましい．また，生野菜などのつけ合わせと一緒に盛ってから配食する主菜は，盛付ける時間を確保する．
④ 料理のでき上がり時刻を設定する．

【例】料理の種類によるでき上がり時刻設定例

白飯：配食の 20 分前には炊き終え，計量後保温ジャーなどに取り保温しておく．
　　　　炊飯器を複数回使用する場合，2 釜目は配食開始 10 分後には炊き終えるように，炊飯器のでき上がり時刻を設定する．

焼きもの，揚げもの：加熱調理機器の 1 回当たりに調理可能な数量と時間を設定し，何回繰り返すかを計算する．1 回の喫食数が 100 食程度の場合，配食開始 10 分前には終了しているとよい．200〜300 食以上で食堂の喫食者回転率が複数の場合は，それぞれの配食時刻より 10 分程度前には配食予定数ができ上がるように設定すると，できたてを供食でき，喫食者の満足が高まる．

炒めもの：回転釜の場合，処理能力の問題から，1 回の食材投入量が多いと脱水量が多くなる．そのため，1 回の投入量を少なくし，高温短時間で加熱する．また，でき上がってからの時間経過による調味料の浸出を少なくするため，でき上がり時間は，配食または盛付ける 10 分前に設定する．

和えもの，サラダ：野菜など水分含量の多い食品は，調味料を加えると浸透圧により脱水量が多くなる．サラダのドレッシングは配食時にかけるように計画すると，早い時間帯に盛付けておくことが可能である．
　　　　また，和えものは調味後脱水し，調味液の浸潤や歯ざわりの低下，水分による希釈により品質は低下する．そのため，和えものの調味の時刻は，盛付け後 10〜20 分後には配食できるように設定する．全量を一度に調味せず，分割し時間差をつけて調味するのも味の標準化のための手法である．

汁もの：でき上がり時刻は，配食時刻の 15〜30 分前を目安に設定する．保温機器中での保管は，具の種類や分量により，塩味変化，退色，煮熟の進行などが起こるので注意する．

デザート：冷蔵庫内の保管場所が確保されている場合，ゼリーなどは適温配食の面からも，でき上がりを早い時刻に設定しておく．
　　　　しかし，「果物のヨーグルトかけ」などは，果物の種類によって褐変しやすく，生食の果物にヨーグルトをかけるのみの操作は，殺菌・消毒工程がない．衛生面を考慮し，全作業工程を連続して行ったうえで，でき上がり時刻を配食時刻近くに設定する．

⑤ 主調理，下調理に要する時間を予測し，調理開始から配食までの工程を示す．
　　材料の処理方法に合わせ，でき上がり時刻から必要時間を逆算して調理工程の手順を材料ごとに示す．調理員数は，作業内容，必要時間を考慮して決定す

表 2-16 【記入例】

作業工程表

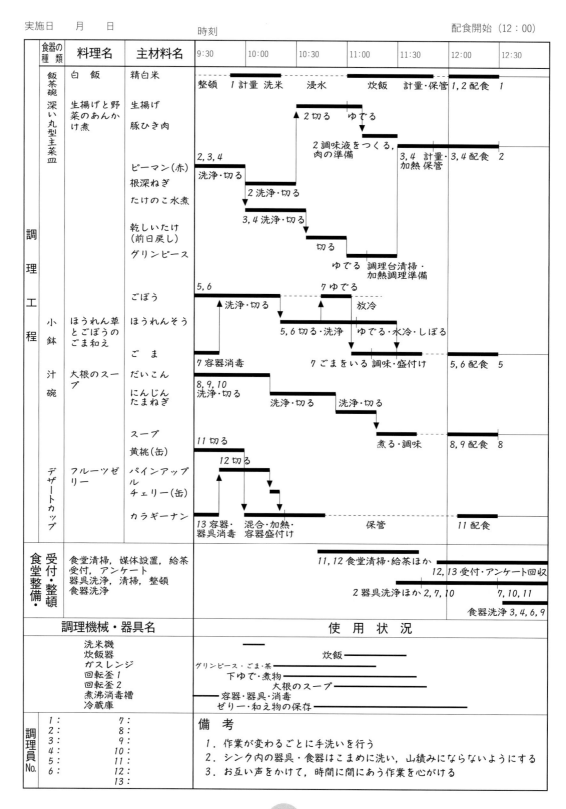

表 2-17 【記入例】

作業役割表（計画）

実施日　　月　　日

料理名（ほうれん草とごぼうのごま和え）

食器（　小鉢　）

でき上がり目標時刻（11：40）

配食開始（12：00）

調理作業の流れ	9:30	10:00	10:30	11:00	11:30	12:00	12:30
調理工程							
ごぼうをゆでる		洗浄・皮むき・切る		水に浸ける　ゆでる　放冷			
ほうれんそうをゆでる				切る・洗浄　ゆでる・しぼる			
ごまをいる					ごまをいる		
和える，盛付ける					調味・盛付け		
保　管							
配　食							
使用機械・器具	煮沸消毒槽		回転釜	ガスレンジ		冷蔵庫	
衛生工程	ボウル，バット，保管容器の消毒	*	* *	* * *	衛生手袋，マスクをつける	＊：調理台の清掃・消毒	

給食マネジメント

作業内容

●ごぼう
① 洗いごぼうは軽く水洗いする
② 皮をこそげたあと，再び水洗いする
③ 回転釜に水を入れ，点火しておく
④ 水を入れたボウルに浸けながら 5 cm 長さのせん切りにする
⑤ 取っ手つきのザル（大）で水を切る．菜箸，耐熱手袋を準備する
⑥ 沸騰を確認した回転釜にザルごと投入する（菜箸で混ぜ，均一に加熱する）
⑦ 歯ざわりよくゆであげ，ザルを耐熱手袋で引き上げる
⑧ 水をきり，消毒済みバットに広げ，常温付近までさます

●ほうれんそう
① 根を切り落とし，3 cm 長さに切る（茎と根の部分に分けてザルに入れる）
② 回転釜に水を入れ，点火しておく
③ 消毒したシンクに水を張り，オーバーフローの状態で洗浄する
④ 沸騰した回転釜の湯に塩を入れ，茎部の入ったザルを耐熱手袋で入れる

⑤ 2分後，葉部も加え，加熱が均一になるよう菜箸でかき回す
⑥ 耐熱手袋でザルを取り出す
⑦ 専用台にゆであげたほうれんそうのザルを置き，シャワーホースの水で水冷する

●ごま
① フライパンで軽くいる

●和え操作（衛生手袋，マスクをする）
① ほうれんそうはゆでる前の重量の80％重量を目安に絞る
② ごぼうを計量する
③ 調味料を計算し，合わせ調味料をつくる
④ 材料を2つのボウルに分ける
⑤ 小鉢を保管容器に並べる
⑥ 一方のボウルの材料を調味料で和える
⑦ 味を確認し，重量を計量する
⑧ 予定人数分に分配する
⑨ 1人分の盛付け重量を計量する
⑩ 保管容器の蓋をして冷蔵庫へ入れる
⑪ もう一方のボウルの材料の調味，盛付けをする
⑫ 配食は経過時間の長いものから供する

備　考

る．なお，作業工程表から作業役割表を作成する時点で，全体の調理員配置や作業時間などの変更が生じる場合もあるので，常に作業工程表と時刻，調理員配置の記載が同じであるかを確認しておく．

6 栄養教育計画

(1) 栄養教育の意義

給食には栄養補給を目的とするだけでなく，栄養教育としての役割がある．

利用者の多くは，自分の食生活はよくないと思っているものの，改善行動までには至らず，好きなもの，手軽なもので済ませていることが多い．生活習慣病発症予防の観点から，利用者が，給食の場で何をどのくらい食べたらよいか考え，実行するきっかけとなるような食環境を提供することが望ましい．

(2) 栄養教育計画の立て方

栄養教育計画の実施に当たり，事前に①対象者の実態把握，②食生活上の問題点の発見，③食生活上の問題点の発生要因の検討を十分に行っておくことが必要である．

栄養教育の到達目標は，対象集団のかかえる問題点のうち，改善の重要度が高いものから取り組むようにする．また，1つの目標に対して1回で完結するのではなく，①栄養のはたらきを知る →②食品の栄養特性を知る →③料理の特性やつくり方を知る →④生活のなかでの食品の購入法や使い方の提案というように，内容を数回シリーズのテーマに区分して計画するとよい（表2-18）．

表2-18 栄養教育テーマの計画例
対象者の問題点：カルシウム摂取量が少ない

到達目標	テーマ	媒体	使用期間
カルシウムを多く含む食品の摂取促進	① カルシウム不足はなぜ悪い？	ポスター	月 日～ 月 日
	② カルシウムを多く含む食品を知ろう	卓上メモ	月 日～ 月 日
	③ スキムミルクを使った料理で骨元気	卓上メモ	月 日～ 月 日
	④ 身近に牛乳があるようにするには	ポスター	月 日～ 月 日

(3) 媒体作成

給食時の栄養教育は，提供する献立によって直接的に，また，栄養，食事に関する情報をもり込んだ媒体の使用によって，間接的に実施することができる．

喫食時間は食べることに意識が集中するので，食の見直しのきっかけになりやすい．そこで，ポスターや卓上メモを用いて，食事や食品，身体の機能などの情報を提供すると，食べることを現実的に，概念的にとらえることができ，理解を深めるのに有効である．また，媒体の活用は印象を強め，理解度と記憶力を深めるのに効果がある．

a．作成方法

栄養教育の到達目標を定め，媒体を使って何を伝えるのかを明確にしておく必要がある．そのためには，次の点を確認してから作成作業に入るとよい．

① 栄養教育の目的 —— 指導実施の教育目標は何か．
② 実施方法 —— 媒体の種類，使用方法(配布の有無，汎用の有無)，実施期間．
③ 伝達内容 —— 媒体を使用することで何について情報提供をするか．
④ 期待される対象者への効果 —— 媒体内容を理解することにより，対象者の知識や意識・食行動の改善．
⑤ 作成要件 —— 作成に要する人数，完成までの時間，予算(購入品目)など．

b．媒体の種類

学内給食で使用可能な媒体を次に示した．

① 展示媒体 —— 給食の食事，食品・料理の実物，フードモデル，卓上メモ
② 掲示媒体 —— 黒板，白板，ポスター
③ 配布媒体 —— リーフレット，パンフレット，ランチョンマット
④ 視聴覚媒体 —— VTR，CD，DVD など
⑤ 体験型媒体 —— PC，インターネットなど

c．作成時の考慮点

① 内容構成 —— 対象者が興味をもち，理解しやすい構成にする．
  ・インパクトのある言葉でテーマを書く．
  ・文章は短く，わかりやすい表現をする．
  ・正確な情報を提供する．
    (参考書の内容は，複数の本を調べて確認し，丸写しはさける)
  ・否定的な表現はさける．
  ・引用資料には参考文献を明記する．
  ・対象者の生活観に合う内容にする．
② レイアウト —— 見やすい媒体は，理解しやすい．
  ・説明がなくても理解できる絵や図を用いる．
  ・読みやすいデザインにする．
    (紙の縁まで書かない，行間を適度にあける，字は大きく)
  ・文字を少なく，わかりやすくする．
    (細かい説明が必要な部分は枠で囲む)
③ 活字の選定 —— 手書きにするか活字にするかは，メリット，デメリットを知ったうえで選定する．
  ・手づくり感を出したい場合には手書きにする(料理のイラストなど)．
  ・手書きは，雑につくると汚い印象を与え，読む気持ちが低下するので注意する．
  ・ワープロソフトを使い，活字化して読みやすくする．文字の大きさや字体(フォント)によって見やすさが異なるので，対象者がどの程度の距離から見るか想定して活字の選定を行う．
④ 文房具の選定 —— 予算や汎用性の有無などで使い分ける．
  ・上質紙…画用紙，ケント紙，模造紙など，用途に応じて適切な厚さ，大きさの紙を用いる．
  ・ペン…マジックペンには水性と油性があり，水性にはポスターカラー様の

彩色が可能なものもある．ペン先の大きさ，形によっても仕上がりが異なり，印象が異なる．
- ペーパーマグネット…黒板や白板に媒体を掲示する場合，紙の裏面にペーパーマグネットをつけると，展示面をふさがずに貼ることができる．また，紙製の食品や料理モデルの裏面に貼ったり，直接ペーパーマグネットに描画し，切り抜いても汎用性，耐久性を高める．
- パウチ…長い期間掲示するものや，食品・料理モデルなど汎用性，耐久性が必要なものはパウチ処理を施すとよい．

⑤ 彩色 —— 全体を見て配色バランスを決める．
- 強調したい部分を伝達内容から決定し，視点を集中させる色使いにする．
- 料理の絵などは彩色の程度を決めて時間をかけすぎないようにする．
- 背景と活字や絵の色との対比を考慮する．
- 使用する色のイメージを考慮して彩色する．

(4) 食事バランスガイドを用いた媒体作成例

食事バランスガイドは，一般の利用者が見るだけで望ましい食べ方をイメージしやすくなる料理選択型栄養教育・食育ツールで，すでに食品産業やスーパーマーケットなどの小売業，外食産業，マスメディアなどの生活全般に活用されている．食品重量を量ったり栄養価計算をするなどの手間をかけずに主食・副菜・主菜の3つの料理で1日のバランスを手軽に考えることができるなどの利点がある．学内実習においても，食事バランスガイドを利用したメニューやプライスカードを作成・設置し，利用者のニーズに合わせたテーマで，卓上メモやポスターなども作成するとよい．図2-3は主食・副菜・主菜を毎日どのくらい摂ったらよいか，利用者自身がチェックする卓上メモの例である．

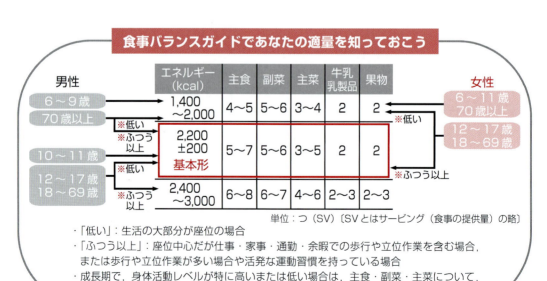

図2-3 食事バランスガイドを用いた卓上メモの例（農林水産省作成のものを一部改変）

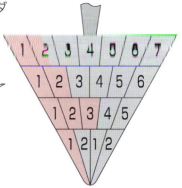

副菜で野菜をたっぷりとりましょう

洋食ランチ　　主菜　鮭のムニエル

主　食　ライス
副　菜　ブロッコリーとカリフラワーのサラダ
主　菜　鮭のムニエル レモンしょうゆ風味
汁　物　ジュリエンヌスープ
デザート　ブラマンジェのワインソースがけ

> 野菜は生では一度にたくさん食べられませんが，加熱するとかさが減り，たくさん食べられます．
> 夕食でも副菜をとりましょう．

主食	副菜	主菜	牛乳	果物
1.5 SV	2 SV	3 SV	1 SV	0 SV

エネルギー	680kcal
たんぱく質	28.5g
脂　　質	17.3g
P：F：C	17：23：60
食塩相当量	2.5g

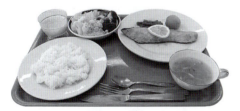

図2-4　食事バランスガイドを用いた展示媒体例

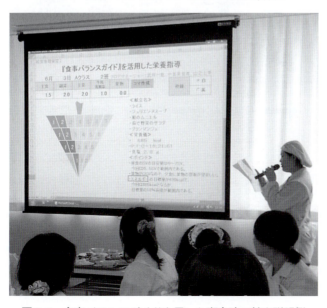

図2-5　食事バランスガイドを用いた喫食時の献立説明例

給食マネジメント

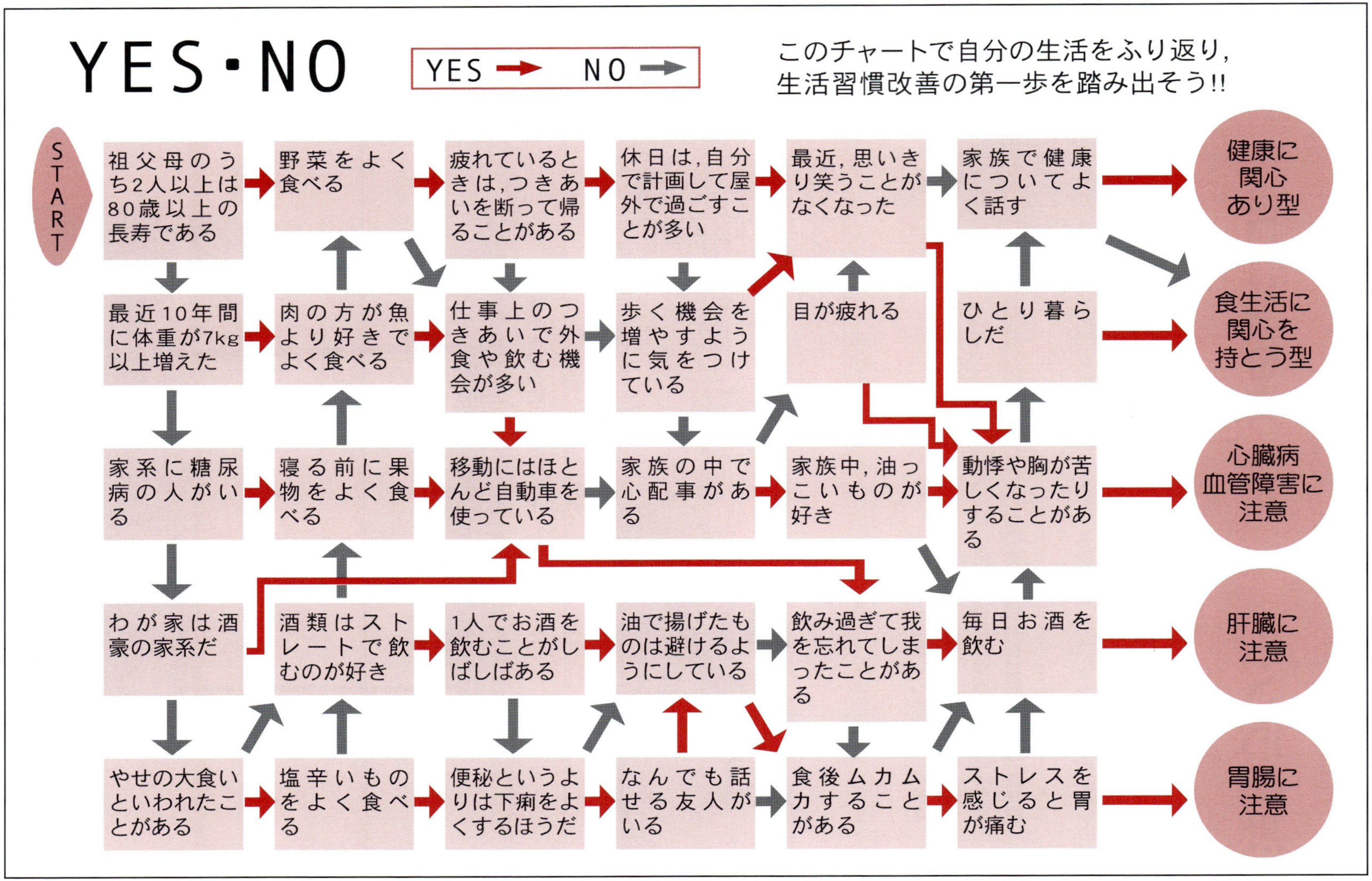

YES・NO

YES → 　NO →

このチャートで自分の生活をふり返り、
生活習慣改善の第一歩を踏み出そう!!

START

- 祖父母のうち2人以上は80歳以上の長寿である
- 最近10年間に体重が7kg以上増えた
- 家系に糖尿病の人が多い
- わが家は酒豪の家系だ
- やせの大食いといわれたことがある

主な質問項目：
- 野菜をよく食べる
- 肉の方が魚より好きでよく食べる
- 寝る前に果物をよく食べる
- 酒類はストレートで飲むのが好き
- 便秘というよりは下痢をよくするほうだ
- 塩辛いものをよく食べる
- 疲れているときは、つきあいを断って帰ることがある
- 仕事上のつきあいで外食や飲む機会が多い
- 移動にはほとんど自動車を使っている
- 1人でお酒を飲むことがしばしばある
- なんでも話せる友人がいる
- 休日は、自分で計画して屋外で過ごすことが多い
- 歩く機会を増やすように気をつけている
- 家族の中で心配事がある
- 油で揚げたものは避けるようにしている
- 食後ムカムカすることがある
- 最近、思いきり笑うことが少なくなった
- 目が疲れる
- 家族中、油っこいものが好き
- 飲み過ぎて我を忘れてしまったことがある
- ストレスを胃に感じると胃が痛む
- 家族で健康についてよく話す
- ひとり暮らしだ
- 動悸や胸が苦しくなったりすることがある
- 毎日お酒を飲む

判定結果：
- 健康に関心あり型
- 食生活に関心を持とう型
- 心臓病血管障害に注意
- 肝臓に注意
- 胃腸に注意

図2-6　リーフレット（企業の例）

B 実 施 do

1 食材料の購入

発注・出庫計画において，発注・出庫表から発注伝票を作成する．その計画に基づき，実際に食材料の購入を次のように行う．

(1) 発　注
a．発注時期
① 生鮮食品

　　施設の種類や規模，業者による違いはあるが，一般的には使用日の1～2週間前から数日前までに発注を終了する．納品は，原則的に当日が望ましい．

② 貯蔵食品

　　使用時に在庫量が不足しないよう，最低在庫量(下限量)になったら納品までの時間を考慮して，最大在庫量(上限量)を満たすように発注する．

b．発注方法
① 電話による方法

　　業者に直接電話をかけて口頭で発注内容を伝える．発注伝票を渡す手間がないので簡便である．しかし，言い違いや聞き違いのトラブルが生じる場合もあるので，内容を復唱し，食品総数を確認する．

【例1】電話による発注実習例

1．手もとに発注伝票とペンを準備しておく．
2．電話番号を間違えないように注意して，業者に電話をかける．
3．先方が出たら名乗り，先方が記載しやすい速度で伝票の食品名，数量などを読みあげる．
　　「○○短期大学給食管理研究室の○○ですが，いつもお世話になっております．○月○日分の注文をお願いします．はくさい2キロ，パセリ3束……」
　　食品の読みあげが終わったら「以上○点です」と言う．
4．先方の業者に復唱してもらい，内容を確認する．
5．「○月○日○時までにお願いします」と，納品日の確認をする．
6．先方の担当者名を聞き，発注伝票にメモをして電話を切る．
7．発注伝票を専用ファイルに綴じて保管する．

② 発注伝票による方法

　　発注伝票を業者に渡して発注する．発注ミスが少なく，もっとも正確に伝わる方法として一般的に使われている．業者へ直接手渡す外交員発注と，遠隔地の業者からの購入に利用する郵送発注がある．

③ ファクシミリ，電子メール(E-mail)による方法

　　発注内容をファクシミリや電子メールで送信し，発注する．発注内容を即時

に正確に伝えることができるが，ファクシミリの番号やメールアドレスを間違えると相手に伝わらないので受理を確認する必要がある．

④ 店頭発注

給食担当者が店頭や市場へ直接行って発注する．食材料の出回り状況，鮮度や規格，種類，価格を直接見て確かめることができる．対面交渉が可能で，購入者のニーズにより近いものが入手できることが多い．高価なものの購入や即時に入手したい場合に利用することが多いが，人手と時間がかかる．

(2) 納品，検収

納品とは，品物を納入することをいい，検収とは，品物が発注どおりのものであるか，伝票と現品を照合したうえで，品質などを点検して受け取ることである．

a．検収方法【帳票-p.42 に記入】

検収担当者は，業者立ち会いのもとに，発注表と納品書・現品を照合して，重量，数量，価格，規格，品質，鮮度，衛生状態などを確認する．その際，いつも一定内容が一定基準で確認できるよう，検収項目(表2-19)を記入したチェック表の作成や，食品の鑑別法(表2-20)を利用するとよい．

検収責任者は検収終了時に受領書に捺印する．納品書は，期末に業者からの請求書と照合するときに使用するので，ファイルに保管しておく(伝票見本は表2-21参照)．

実際の給食現場は，検収の時点で数量の間違いや鮮度低下，規格違いなどがあった場合，厳重に業者に注意し，即座に返品し，代替品を納入するなどの対応を求める．返品により納品が調理に間に合わない場合は，献立を変更し，調理員に変更指示をするなど臨機応変な対応が必要である．

実習での検収は，栄養士班の学生が複数で行い，検収表へ記録する．

b．検収項目

検収時に確認する項目を表2-19に示した．

表2-19 検収項目

項　目	確　認　内　容
食品の種類	注文どおりの食品であるか，規格を確認する
数　量	重量を計量して確認する．個数や枚数単位で使用する場合は総数を数えておく 上皿自動台秤は常に正常なものを用いる
鮮　度	生鮮食品は表2-21に示した食品の鑑別法などを参考に鮮度を確認する 在庫(貯蔵)品は賞味期限を確認する
価　格	契約時の価格で納品されているか，適正価格範囲内の単価であるかなどを確認する
品　温	納品時の品温を測定し，記録する 梱包されている場合は包材上から表面温度計で計測したものを記録する
衛生状態	ダンボールやケースなどの表面が汚れていたり，水でぬれていないか，冷凍食品は水が浸出していないかなどを確認する
異物混入	昆虫やごみの混入がないか確認する

表 2-20　食品の鑑別法

食品群	食品名	着眼点（外観上）
穀類および加工品	米	乾燥が十分で，粒が大きくそろい，搗き通らして光沢があるもの．欠けた粒や，やけた米，粒に筋が高く未熟米などがなく，異物が混入していないもの．かび臭や湿気臭のないもの
	小麦粉	乾燥が十分で，色が白く，握ったときにサラッとする感じがしなくて，きめが細かく，臭いに異常のないもの
	食パン	切り口の気孔が平均していて弾力性にとみ，特有の香味があって臭いに異常がなく，形のととのったもの
いも類	さつまいも，じゃがいも	病虫害，傷，腐敗，発芽のないもので，形がそろい，皮が日やけしていないもの
	さといも	新鮮で粒がそろい，皮が乾いていないもの．洗ってあるものは表面が固く長もちしない
	ながいも	ひげ毛が少なく，腐れたり折れたりしないで，まっすぐに伸び，病虫害などのないもの
豆類および加工品	大豆（その他の豆類）	よく肥えて光沢があり，粒がそろっている 割れた豆，虫食い，病害を受けた豆を含まないもの
	豆腐	表面のきめが細かく，形がととのって破損がなく，臭いに異常のないもの あまり固いものはおいしくない
	みそ	特有の香りと光沢をもち，赤みそは鮮茶かっ色，白みそは固有の淡黄白色で，なめらかなあめ状のもの
魚介類および加工品	鮮魚	目がもり上がり角膜が透明で，うろこは光沢があり，かたく体に密着し，えらは鮮紅色で，えらぶたおよび口が固くとじ，ひれとそのつけ根のところにツヤがあるもの 新鮮な肉は弾力があって骨に密着し，水中に入れると沈み，不快な臭いがしない
	乾物	光沢がよく，弾力があって，臭いに異常のないもの 生干しは食べる1日前に購入する
	削り節類等	乾燥してフワリとしていて，色はピンク色に近く，くすみがないもの 香りは削りたてがいちばんよいが，風味維持のため気密包装されたものも多く出回っている
	貝	春先に産卵するのでこの時期はまずく，冬がおいしい 貝がらの厚いものは中身が少なく，老いたものであり，薄すぎるのは若くて水っぽい 口が固く閉じているものや，開いているものは死んでいるので注意する
	練り製品	それぞれ特有の香気を有し，不快臭のないもの かまぼこはキメが細かく弾力があるもの フィッシュソーセージ・ハムは，商品価値をよくするために色素が用いられているので注意する 表面に粘膜をかぶっていないものを選ぶ
肉類および加工品	牛肉，豚肉	産地を確認できるもの．ドリップがなく，肉の表面は細かくつやがあり臭気の少ないもの 赤身は濃淡のばらつきがなく美しい赤色または桜色で，脂身との境界がはっきりしているもの
	鶏肉	新鮮な光沢があり，臭いに異常がなく，特有の香りをもつもの
	ハムおよびソーセージ	製造年月日ができるだけ新しいものがよい ハムは切り口が新鮮なバラ色で弾力に富み，肉が密着して香りと特有の煙臭があり，ソーセージは切り口が淡紅色で香味料の香りと肉の臭いが調和しているもの いずれも汗をかいていたり異常な臭いのするものはさける
	ベーコン	特有の煙臭，光沢があり，ひからびていないもの

表 2-20 つづき

食品群	食品名	着眼点（外観上）
卵類	鶏卵	表面がザラザラしていて光沢のないもの 新しいものは日光に透視すると一様に明るく，卵黄部が少し濃く見えて多少動揺する
牛乳および乳製品	牛乳	光沢のある乳濁状態と乳白色で，甘い乳の風味があるもの 容器の汚れや変形がなく，衛生的なもの
牛乳および乳製品	バター	まず包装や容器が衛生的なもので，特有の芳香をもち，白色または淡黄色で，色調が均一で，かび臭，腐敗臭などのないもの マーガリン・ファットスプレッドなどもこれに準じる
野菜類	葉菜類	全般に水々しく，枯葉，虫食い葉のないものを選ぶ キャベツ，はくさいなどの結球したものは，皮を剥げば抱合が完全であること 緑色の葉は緑色が鮮やかで，肉質がやわらかく，伸び過ぎていないもの
野菜類	茎菜類	うどは白茎の長さが 40 cm くらい，切り口の直径が 3 cm くらいの水々しいもの たけのこは切り口が水々しく太くて短い形のもの
野菜類	根菜類	だいこん，かぶなどは，よく肥えて肌に傷やしみがなく，重いもの だいこんは形がまっすぐにのびて股やスのないもの れんこんは，色の白い，孔の小さい肉質のやわらかなもので，切り口の直径が 4〜6 cm くらいのもの
野菜類	果菜類	全般的に形がそろったものを選ぶ かぼちゃは，完全に成熟した傷のないもので，重いもの きゅうりは，皮がうすく，形がまっすぐにのびて，成熟しきらないもの トマトは，固くしまって色が鮮やかなもの
果実類	生果菜	季節のもので，成熟した新鮮で清潔なもの 斑点や虫食いのない，特有の色と香りのあるもの
きのこ類	乾しいたけ	よく乾燥し，変色，変質していないもの，傘が反転していないもので形のそろったもの 新鮮な固有の芳香をもつもの
海草類の加工品	こんぶ	まこんぶがいちばんよく，利尻こんぶ，礼文こんぶがこれに次ぐ．いずれもよく乾燥し，香りがあり，肉質が厚くて亀裂やかびを生じていないもの
海草類の加工品	浅草のり	よく乾燥し，色が黒くて光沢があり，表面に穴があいていないもの
貯蔵食品	缶詰およびびん詰	缶マークを調べる．外側がきれいでラベルが変色しておらず，缶のフタが引きしまり，叩けばカンカン音のするもの．また，缶がサビたり，へこんだりしていないもの びん詰はびんとフタの密着部にサビのないもの
調味料	しょうゆ	色は赤みが強く透明で光沢があり，特有の香気があり，口当たりが温和で，刺激的な辛味がなく，臭いに異常のないもの
調味料	食酢	色は淡黄色を呈し，香気が快く酢臭を感じるもので，酸味，旨味ともに熟成しているもの
調味料	トマトケチャップ	やわらかいゲル状でのびがよく，中等度に凝固して，色は鮮明で特有の香味があり，臭いに異常のないもの
調味料	マヨネーズ	異味，異臭および異物がなく，鮮明な色沢を有し，着色料を含まないこと 香味および乳化の状態が良好で，適度な粘度を有するもの

（富岡和夫 編：給食管理理論，医歯薬出版，2001 より一部改変）

表2-21 伝票見本

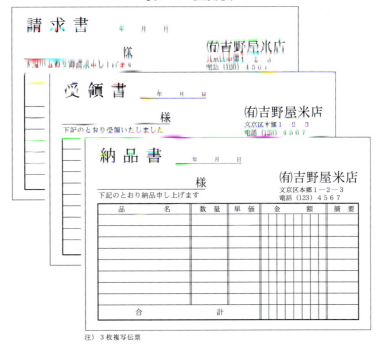

注）3枚複写伝票

(3) 保管，在庫管理

a．保　　管

　検収後の食品は，衛生および安全性確保のために，品質保持に努めながら保存温度など適切な条件(表2-22，24)で使用時まで保管する．また，在庫品は賞味期限を確認しておく．

b．在庫管理

　在庫中の食材料の状態を把握するために在庫管理を行う．食品庫内の入庫・出庫の数量は，納品書や出庫表で把握する一方，現品を確認して帳簿上と実際の在庫量が一致した管理が必要である．

　実際には，記録用の帳簿として食品受払簿(表2-23)を用意し，入庫・出庫・在庫量の記録とともに，在庫調査を実施する．入庫・出庫量は納品書や出庫表の数量を，在庫量は入庫・出庫による増減を算出して記載する．在庫調査は定期的(日，週，月単位)に行うが，月末に実施する施設が多い．調査内容は品目別の数量と状況をチェックし，現品と食品受払簿の数量が一致しない場合は，食品受払簿の在庫量を修正するとともに，原因を明らかにして，改善するよう努力する．

　在庫管理の評価として，生鮮食品は，入庫後同日出庫されて在庫量が「0」になり，貯蔵食品は，在庫量が下限量以上確保されているのがよい状況である．

表 2-22 原材料，製品などの保存温度

食 品 名	保存温度
穀類加工品(小麦粉，でん粉)	室 温
砂 糖	室 温
食肉・鯨肉	10℃以下
細切した食肉・鯨肉を凍結したものを容器包装に入れたもの	−15℃以下
食肉製品	10℃以下
鯨肉製品	10℃以下
冷凍食肉製品	−15℃以下
冷凍鯨肉製品	−15℃以下
ゆでだこ	10℃以下
冷凍ゆでだこ	−15℃以下
生食用かき	10℃以下
生食用冷凍かき	−15℃以下
冷凍食品	−15℃以下
魚肉ソーセージ，魚肉ハムおよび特殊包装かまぼこ	10℃以下
冷凍魚肉練り製品	−15℃以下
液状油脂	室 温
固形油脂(ラード，マーガリン，ショートニング，カカオ脂)	10℃以下

食 品 名	保存温度
殻付卵	10℃以下
液卵	8℃以下
凍結卵	−18℃以下
乾燥卵	室 温
ナッツ類	15℃以下
チョコレート	15℃以下
生鮮果実・野菜	10℃前後
生鮮魚介類(生食用鮮魚介類を含む)	5℃以下
乳・濃縮乳 脱脂乳 クリーム	10℃以下
バター チーズ 練乳	15℃以下
清涼飲料水(食品衛生法の食品，添加物等の規格基準に規定のあるものについては，当該保存基準に従うこと)	室 温

(厚生労働省：大量調理施設衛生管理マニュアル，最終改正平成29年6月16日)

表 2-23 【記入例】

食品受払簿

品名	しょうゆ	種別	調味料									
月日	摘要		入 庫			出 庫			在 庫			
			数量	単価	金額	数量	単価	金額	数量	単価	金額	
6月1日	1ℓ		2	230	460	1	230	230	1	230	230	
6月8日	1ℓ		3	230	690	2	230	460	2	230	460	
6月15日	1ℓ		1	230	230	1	230	230	2	230	460	

表2-24 加工食品の賞味期間

食品名		開封前	開封後	保存上の注意
米類	無菌化包装米飯	常 6か月	冷 1日	
	包装餅(真空包装)	常 6～12か月	冷 7日	
パン類	食パン	常 包装日から4～6日		
	菓子パン	常 包装日から14～21日		
		凍 包装日から2～3か月		
めん類	生うどん	常 2日	そのときに食べきる	
	干うどん	常 1年	常 7日	
	生そば	冷 2～3日	そのときに食べきる	
	干そば	常 1年	常 7日	
	生中華めん	冷 3～4日	そのときに食べきる	
	即席カップめん	常 5か月	そのときに食べきる	
豆製品	豆腐	冷 7日	冷 1日	
	油揚げ	冷 4～5日	冷 1日	
	凍り豆腐	常 6か月	常 なるべく早く	
乳製品	普通牛乳	冷 7～10日	冷 2日	においを吸収しやすいので，きちんと封をする
	LL牛乳	冷 60日	冷 2日	
	プレーンヨーグルト	冷 14日	冷 なるべく早く	
	脱脂粉乳	常 1～2年	冷 14日	
	プロセスチーズ	冷 4～12月	冷 14日	
	カッテージチーズ	冷 1か月	冷 7日	
肉製品	ロースハム(1本もの)	冷 14～70日	冷 2～7日	開封後はきちんと封をする
	〃 (スライス)	冷 7～60日	冷 2～3日	
	ウインナーソーセージ	冷 5～45日	冷 2～3日	
魚とその加工品	塩さけ(甘塩)	冷 包装日から 7日		切り口の肉の変色が鮮度の目安
		凍 包装日から 30日		
	あじ干物	冷 包装日から 4日		
		凍 包装日から 1～2月		冷凍は購入後すみやかに
	しらす干し	冷 包装日から 4～6日		
		凍 包装日から 1～2月		
	蒸しかまぼこ	冷 15日	冷 2日	冷凍は細菌の増殖を抑制するが，組織が破壊され品質が劣化する
	魚肉ソーセージ(ケーシング)	冷 30日	冷 2日	
油脂類	サラダ油			
	〃 (缶・着色びん)	常 2年	常 1～2か月	
	〃 (プラスチックボトル)	常 1年	常 1～2か月	
	バター(有塩)	冷 6か月	冷 2週間	
	〃 (無塩)	冷 6か月	冷 1週間	
	マーガリン	冷 6～10か月	冷 14～30日	

開封前，開封後ともに適切な温度条件と，おいしく食べられる目安期間
冷：冷蔵室　0～10℃
凍：冷凍室　-18℃以下
常：常温　15～20℃

(門倉芳枝 ほか著：新版 食物学，朝倉書店，p.78，1997 より一部改変)

給食マネジメント

2 大量調理

(1) 大量調理の方法

大量調理の作業の流れをフローチャートで示した．

| 検　　収 |……納入業者から食材を受け取り，重量・数，品質・鮮度，価格などを点検する．

| 保　　管 |……調理別に仕分け，温度別に保管する．
　　　　　　　計　量…献立に沿って食材，調味料を重量秤量する．

| 下 調 理 |……〈洗浄，浸漬，切さい，下味など〉
　　　　　　　洗　浄…汚れ，泥，異物，細菌を除去するように洗浄し，水を切る．
　　　　　　　切さい…料理や調理に適した形，大きさに切る．

| 主 調 理 |……大量調理の特徴を考慮し，均一に加熱・調味ができるように調理する．
　　　　　　　加　熱…食品の中心温度が75℃で，1分間以上(ノロウイルス汚染のおそれ
　　　　　　　　　　　のある食品の場合は85〜90℃で90秒間以上)経過するように加熱
　　　　　　　　　　　する．
　　　　　　　調　味…加熱後の食品の重量や水分量の変化を考慮して調味する．
　　　　　　　　・調味料の分量は食材重量パーセントで計算する．
　　　　　　　　・調味は数回に分けて行い，均一な適正濃度にする．

| 盛 付 け |……おいしそうな美しい盛付けを心がける．
　　　　　　　・盛付け量を均一にし，衛生的に行う．
　　　　　　　・料理に調和した形，大きさの食器に盛付ける．
　　　　　　　・料理は，適正温度を配慮して配膳する．

| 配　　膳 |……検　食…配膳された各料理について項目別に検討し，検食簿に記録する．
　　　　　　　保存食…給食の原材料および調理後の料理のすべてを50g程度保存する．
　　　　　　　　・原材料は購入時の状態のまま，料理は室温に冷ましてから殺菌済み容器
　　　　　　　　　に入れて密閉し，−20℃以下で2週間以上保存する．

| 配　　食 |……利用者に対し，気持ちのよい配食サービスをする．

| 後片づけ |……使用した調理器具類や下膳された食器類を洗浄して衛生的に片づける．
　　　　　　　・残菜量などの計量記録を行い，ごみを種類別に廃棄する．

(2) 大量調理の特徴

特定給食の調理は，大量のものを一定の時間・設備・人手のなかでつくるため，機器の利用など能率的方法を採用するとともに，小量調理(4人分くらいの調理)と異なる大量調理の特徴を盛り込んで，計画的に行う必要がある．
　① 野菜の廃棄率は，食品成分表の数値より高くなる場合が多い．
　　　調理技術，食品の状態・鮮度，用途により変動するため，調理操作方法を標準化し，廃棄率の変動と率を小さくする方法をとる．

② 加熱中の蒸発率が低い．
　　煮もの，汁もの，炊飯時の加水量を少なめにしないと，でき上がりが水っぽく，うす味になるなど品質に影響する．
③ 洗浄時の食品への吸水量，付着水が多い．
　　量が多いため処理に時間がかかり，吸水量が多くなる．また，食品の重なりによって水切りが悪く，付着水が多くなる．それを計算に入れて，水加減や調味を行う．
④ 調理過程における放水量が多くなりやすい．
　　食品からの放水量は加熱時間，塩分濃度，しぼり方によって異なるが，さらに調理時間が長くなると放水を進行させ，食品の重なりによって不均一になりやすい．
⑤ 加熱機器の性能，熱容量，食品投入量によって必要加熱時間が大きく異なる．
　　加熱時間は，一定温度に達してからの時間を設定する．
⑥ 水利用の加熱調理（煮もの，ゆでもの，汁もの）では，酵素作用により仕上がりの品質に影響する場合がある．
　　機器の熱工率が低いために温度上昇が緩慢で，酵素作用を受ける温度帯を通過する時間が長い．
⑦ 加熱機器の余熱が大きい．
　　少し早めに消火を行う．

(3) 品質管理
a．品質管理の方法
　常時一定レベルの給食をつくるには，調理の標準化（マニュアル化）を図る必要がある．具体的な方法を次に示す．
　① でき上がった料理の品質水準（味，形，色，香り，テクスチャーなどの面から）を決める．
　② 調理手順に沿った調理操作別の作業工程表を作成し，それに従って調理する．作業工程表作成時には後述する品質管理の考慮点を盛り込む．
　また，作業実施時には，計測をきちんと行うことが大切である．献立の食品の重量を正確に計量して使用する．調味料も，調味％にしたがって算出した使用量を正確に計量する．廃棄量や使用残量を計量して，最終的な使用量を正確に把握する（表2-25）．

b．品質管理上のポイント
　大量調理は，小量調理と比べて一度に調理する量が多く，また，加熱機器の熱工率の違いから調理過程，加熱速度などにおいて異なった現象が生じることがある．とくに，調理時間，加熱温度，水分の付着・蒸発・放水量，調味の均一化に留意する必要がある．また，調理（生産）後から喫食時までの時間が長いため，外観・食味の変化や衛生的安全性などを考慮して，料理（製品）の品質管理を行う．
　次に，大量調理の特徴を考慮した品質管理のポイントを示す．

表2-25 【記入例】

使用量・廃棄量記録表

No.

実施年月日：　　年　　月　　日（　）

室温：　　　℃　　　　　　　　　　　　　　　　　グループ　　　班
湿度：　　　%　　　　　　　　　　　　　　　記録者（　　　　　）

実施人数　100人分

料理名	食品名	予定			実施					廃棄状況
		純使用量(kg)	廃棄率(%)	使用量(kg)	検収量(kg)	使用量(kg)	廃棄量(kg)	純使用量(kg)	廃棄率(%)	
飯	精白米	8		8	8	8	0	8	0	
	水	11		11						
鶏ダンゴ	鶏ひき肉	5		5	5	5	0	5	0	
	れんこん	3	20	3.8	4	3	1	3	25	
	生しいたけ	1	25	1.3	1.3	1	0.3	1	23	
	にんじん	1	3	1	1.3	1	0.3	1	23	
	たけのこ(ゆで)	1	0	1	1.2	1	0.2	1	17	
	卵	1	15	1.2	1.2	1	0.2	1	17	割卵あり
	サラダ油	0.2		0.2						
	塩	0.2		0.2						
	しょうゆ	0.5		0.5						
	かたくり粉	0.3		0.3						
	だし汁	5		5						
サラダ	ブロッコリー	5	50	10	10	5	5	5	50	
	トマト	5	3	5.2	5.5	5	0.5	5	9	
	マヨネーズ	0.5		0.5						
	ヨーグルト	0.5		0.5						
みそ汁	木綿豆腐	5		5	5.1	5.0	0	5.0	0	水分
	戻しわかめ	0.5		0.5	0.51	0.5	0.01	0.5	2	
	だし汁	15		1.5						
	淡色辛みそ	1		1						

予定の欄は献立から転記する
検収量は検収表から転記する
廃棄率(%) ＝ 廃棄量/検収量 × 100

【品質管理のポイント】

《下調理》

① 洗浄 ── 付着水を少なくする方法を利用する．付着水の増加は水っぽい，味がうすいなど，仕上がりの品質や温度低下などの加熱条件に影響を与える．

② 廃棄率 ── 一般に低くする方法をとる．野菜をピーラーで長くむいたり，みじん切りにすると廃棄率が高くなりやすい．

③ 下味 ── 調理条件を標準化する．一定の味に仕上げるためには，処理量，調理操作，調味順序，加熱時間を一定にする必要がある．

④ 洗米 ── 短時間(3〜4分程度)で処理する．長く行うと吸水量が多くなり，さらに，機械にかけ過ぎると砕米の原因となる．

《主調理》
① 炊飯 ―― 沸騰までの時間の管理が重要で，10～15分が望ましい．炊飯量は炊飯釜許容量の70～80％にして行う．自動式で沸騰時間が確認できない場合は，炊き上がり状態から炊飯量・水温の調節を行う．

② ゆでもの ―― 加熱機器の温度上昇が緩慢なため，ゆで水量と食品投入量によって加熱時間が大きく異なり，でき上がりの品質に影響する．そのため，これらを標準化する必要がある．

　葉菜類…1回の投入量を少なくして短時間でゆであげると，色，歯ざわり，味ともによく仕上がる．
　いも類…重量の1.2～1.5倍の沸騰水からゆでると短時間でおいしく仕上がる．
　固ゆで卵…卵が浸る程度の水で，80℃に達してから11～12分ゆで，ただちに水につける．
　めん類…たっぷりのゆで水で，1回の投入量を少なくして再沸騰までの時間を短縮すると，コシのあるめんに仕上がる．

③ 焼きもの，蒸しもの ―― 機器（スチームコンベクションオーブンなど）の性能に合わせて，食品の大きさ（重量），厚さ，加熱温度，加熱時間を標準化すると一定の仕上がりになる．

④ 揚げもの ―― 揚げる食品別に，食品投入時の油の温度と投入量を一定にし，食品の中心温度75℃で1分間以上加熱して，からっとした状態に仕上げる．
〈フライヤー使用時の油の温度と食品投入率〉
　いも類 160～180℃で10～15％，魚肉類 170～180℃で7～10％程度

⑤ 炒めもの ―― 重量減少が少なく，おいしくつくるには，高温で短時間に仕上がるよう，熱容量（熱源と鍋の大きさ）に対して，1回に炒める量を標準化する．大量の場合，食品投入後の温度低下が大きく低温加熱の時間が長いため，水っぽくなったり，変色したり，不均一な味になりやすい．

⑥ 煮もの ―― 加熱機器と1回の処理量から適切な加水量，加熱速度，調味の時期，加熱時間を決め，標準化を図る．熟煮してからのかきまぜ操作は煮くずれを起こしやすいので注意する．また，回転釜は余熱が大きいことも考慮する．

⑦ 汁もの ―― 一定の量と味に仕上げるには，加熱機器，火力，料理別の加熱時間を標準化し，蒸発量を予測して水量と調味料量を決める．蒸発量は水から沸騰までの時間にほぼ正比例し，とくに30～60℃の温度上昇は直線に近いため，この間の上昇速度から沸騰までの時間を推測できる．なお，保温中の蒸発量も考慮する．
〈調味の塩分濃度〉具が少ない汁 0.6～0.7％，具が多い汁 0.7～0.8％

⑧ サラダ，和えもの ―― 塩分添加後の経過時間が長かったり，食品に付着水が多いと放水量が多くなる．油を先に加えることにより，食塩の浸透が抑制されるので，酢とサラダ油のドレッシングで和えてから食塩を加えたり，ゆで加減，しぼり加減を調節して，でき上がりの味の品質を高める．

⑨ 調味 ―― 味の恒常化には，調味の数量化とともに，加熱時間，火力，加水量などの調理操作の標準化を行う．

3 衛生・安全管理

(1) 衛生・安全管理の重要性

　給食における衛生的な安全性は，1章(p.4)で明示したように非常に重要である．厚生労働省は，1997年(平成9年)に食中毒の発生防止を目的とした「大量調理施設衛生管理マニュアル」を作成した(最終改正2017年)．HACCPの概念にもとづき，食品購入時から調理操作，盛付け，配膳までの重要管理事項を示している．本マニュアルは，同一メニューを1回300食以上または1日750食以上提供している施設を適用対象としているが，衛生管理の要点として，いずれの施設でも利用すべき内容である．また，人や施設・設備の安全管理も作業能率をあげ，給食の質をあげるのに必要な管理内容となっている．

> ◆ HACCP : Hazard Analysis and Critical Control Points ;
> 　　　危害分析重要管理点
> 　このシステムは，米国航空宇宙局(NASA)が宇宙食の製造に当たり，食品の安全性を高度に保証するための衛生管理手法として開発された．
> 　具体的には，食品の製造・加工工程のあらゆる段階で起こり得る危害について分析し，重要管理点を特定し，これを管理して衛生的安全性を図る方法である．食品の安全性を確保するうえで，もっとも効果的で効率的な手法と国際的に評価されている．

(2) 給食従業員の衛生管理

　給食従業員は，食品や料理に直接触れる立場として衛生知識を十分身につけ，健康管理にも配慮したうえで作業を衛生的に行う必要がある．
　学内実習時もこれらを十分認識して，次の内容を実施する．
　　a．身体を衛生的に整える(p.5参照)．
　　b．衛生チェック【帳票-p.43に記入】
　実習開始時に，健康状態に異常はないか，服装が整っているか，手指は清潔かなど点検し，すべて良好な状態を確認する．健康状態に異常がある場合，手指に傷などがある場合は担当教員に届け出て，指示を受ける．
　　c．手洗い
　手洗いは衛生的事故防止に非常に重要である．二次汚染防止のため，洗浄は，①作業開始前および用便後，②汚染作業区域から非汚染作業区域に移動する場合，③食品に直接触れる作業にあたる直前，④生の食肉類，魚介類，卵殻等微生物の汚染源となるおそれのある食品等に触れた後，他の食品や器具類に触れる場合，⑤配膳の前などでは，図2-7に示すように※の2回実施を行う．

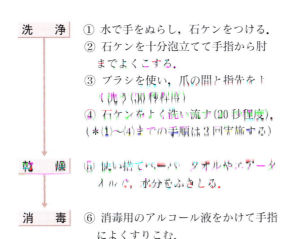
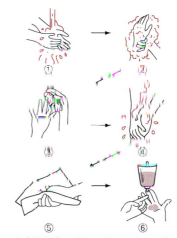

洗浄	① 水で手をぬらし，石ケンをつける． ② 石ケンを十分泡立てて手指から肘までよくこする． ③ ブラシを使い，爪の間と指先をよく洗う（30秒程度）． ④ 石ケンをよく洗い流す（20秒程度）． （＊①〜④までの手順は2回実施する）
乾燥	⑤ 使い捨てペーパータオルやエアータオルで，水分をふきとる．
消毒	⑥ 消毒用のアルコール液をかけて手指によくすりこむ．

＊ 2002年に改訂された米国疾病予防管理センターが提示する新しい「手洗い」のガイドラインでは，アルコールによる速乾消毒が推奨されている．70％のエタノールは殺菌効果が最も高く，SARSウイルスも死滅させる．アルコール消毒の場合は，④のあと十分に水分をふき取り，手指全体にぬれる程度にアルコールを噴霧してすり込み，自然乾燥させる．揮発するので，水洗いやふき取りは必要ない．

図2-7 手洗いの方法

(3) 食品の衛生管理【帳票-p. 44〜45に記入】

食品や料理を安全に管理するには，納品時，保管時から，調理過程の下調理，加熱調理，盛付け，配膳時のすべてにおいて衛生的に扱わなければならない．とくに，洗浄，消毒，温度管理（表2-26）が重要である．具体的には，「大量調理施設衛生管理マニュアル」に従って実施することが望ましい（表2-27, 28）．

> ◆検食の保存
>
> 衛生的事故発生の際に原因究明の試料として用いるため，原材料および調理済み食品を食品ごとに50g程度清潔な容器（ビニール袋など）に入れて密封し，−20℃以下で2週間以上保存する．なお，原材料は，洗浄・殺菌などを行わず，購入した状態で，調理済み食品は配膳後の状態で保存する．

(4) 施設・設備の衛生管理

施設の衛生管理は，衛生状態の程度によって，汚染作業区域，清潔作業区域，準清潔作業区域に分けて行う必要がある（表2-29）．具体的には，器具をほかの作業区域に移動させないこと，および汚染作業区域からの人の移動時には手洗いの励行を徹底させることである．器具の衛生的な取り扱い方法は，「大量調理施設衛生管理マニュアル」に従って実施することが望ましい（表2-30）．

表 2-26 【記入例】

温度管理表

No.
平成　年　月　日
記入担当者（　　　　　）

調理室・冷凍室・冷蔵庫の温度・湿度調節

	9:30	11:00	13:30	15:00	15:30
外気温度	18	21	22		
外気湿度	58	58	58		
調理室温度	22	25	24		
調理室湿度	62	64	62		
冷凍庫温度	-25	-25	-25		
冷蔵庫温度	4	4	5		

料理の保管中の温度

料理名	でき上がり(℃)	保温・保冷中の温度(℃)			保温機器	機器設定温度	備考
		12:00	12:30	13:00			
ごはん	85	75	70	65	―		
みそ汁	98	90	85	85	使用	90	

表 2-27　加熱調理食品の中心温度および加熱時間の記録マニュアル

揚げ物
1．油温が設定した温度以上になったことを確認する
2．調理を開始した時間を記録する
3．調理の途中で適当な時間を見はからって食品の中心温度を校正された温度計で3点以上測定し，すべての点において75℃以上に達していた場合には，それぞれの中心温度を記録するとともに，その時点からさらに1分以上加熱を続ける（二枚貝等ノロウイルス汚染のおそれのある食品の場合は85℃〜90℃で90秒間以上）
4．最終的な加熱処理時間を記録する
5．なお，複数回同一の作業を繰り返す場合には，油温が設定した温度以上であることを確認・記録し，1．〜4．で設定した条件に基づき，加熱処理を行う．油温が設定した温度以上に達していない場合には，油温を上昇させるため必要な措置を講ずる

焼き物および蒸し物
1．調理を開始した時間を記録する
2．調理の途中で適当な時間を見はからって食品の中心温度を校正された温度計で3点以上測定し，すべての点において75℃以上に達していた場合には，それぞれの中心温度を記録するとともに，その時点からさらに1分以上加熱を続ける（二枚貝等ノロウイルス汚染のおそれのある食品の場合は85℃〜90℃で90秒間以上）
3．最終的な加熱処理時間を記録する
4．なお，複数回同一の作業を繰り返す場合には，1．〜3．で設定した条件に基づき，加熱処理を行う．この場合，中心温度の測定は，最も熱が通りにくいと考えられる場所の一点のみでもよい

表 2-27　つづき

煮物および炒め物
調理の順序は食肉類の加熱を優先すること．食肉類，魚介類，野菜類の冷凍品を使用する場合には，十分解凍してから調理を行うこと
1. 調理の順番で適当な時間を見はからって，最も熱が通りにくい具材を選び，食品の中心温度を校正された温度計で3点以上（煮物の場合は1点以上）測定し，すべての点において，75℃以上に達していた場合には，それぞれの中心温度を記録するとともに，その時点からさらに1分以上加熱を続ける（二枚貝等ノロウイルス汚染のおそれのある食品の場合は 85℃〜90℃で 90 秒間以上）
なお，中心温度を測定できるような具材がない場合には，調理釜の中心付近の温度を3点以上（煮物の場合は1点以上）測定する
2. 複数回同一の作業を繰り返す場合にも，同様に点検・記録を行う

（厚生労働省：大量調理施設衛生管理マニュアル，最終改正平成 29 年 6 月 16 日）

表 2-28　原材料などの保管管理マニュアル

野菜・果物
1. 衛生害虫，異物混入，腐敗・異臭等がないか点検する．異常品は返品または使用禁止とする
2. 各材料ごとに，50 g 程度ずつ清潔な容器（ビニール袋等）に密封して入れ，−20℃以下で 2 週間以上保存する（検食用）
3. 専用の清潔な容器に入れ替えるなどして，10℃前後で保存する（冷凍野菜は−15℃以下）
4. 流水で 3 回以上水洗いする
5. 中性洗剤で洗う
6. 流水で十分すすぎ洗いする
7. 必要に応じて，次亜塩素酸ナトリウム等[注2]で殺菌[注3]した後，流水で十分すすぎ洗いする
8. 水切りする
9. 専用のまな板，包丁でカットする
10. 清潔な容器に入れる
11. 清潔なシートで覆い（容器がふた付きの場合を除く），調理まで 30 分以上を要する場合には，10℃以下で冷蔵保存する

注 1：表面の汚れが除去され，分割・細切されずに皮付きで提供されるみかん等の果物にあっては，3.〜8.までを省略してさしつかえない
注 2：次亜塩素酸ナトリウム溶液（200 mg/L で 5 分間または 100 mg/L で 10 分間）またはこれと同等の効果を有する亜塩素酸水（きのこ類を除く），亜塩素酸ナトリウム溶液（生食用野菜に限る），過酢酸製剤，次亜塩素酸水ならびに食品添加物として使用できる有機酸溶液．これらを使用する場合，食品衛生法で規定する「食品，添加物等の規格基準」を遵守すること．
注 3：高齢者，若齢者および抵抗力の弱い者を対象とした食事を提供する施設で，加熱せずに供する場合（表皮を除去する場合を除く）には，殺菌を行うこと

魚介類，食肉類
1. 衛生害虫，異物混入，腐敗・異臭等がないか点検する．異常品は返品または使用禁止とする
2. 各材料ごとに，50 g 程度ずつ清潔な容器（ビニール袋等）に密封して入れ，−20℃以下で 2 週間以上保存する（検食用）
3. 専用の清潔な容器に入れ替えるなどして，食肉類については 10℃以下，魚介類については 5℃以下で保存する（冷凍で保存するものは−15℃以下）
4. 必要に応じて，次亜塩素酸ナトリウム等[注4]で殺菌した後，流水で十分すすぎ洗いする
5. 専用のまな板，包丁でカットする
6. 速やかに調理へ移行させる

注 4：次亜塩素酸ナトリウム溶液（200 mg/L で 5 分間または 100 mg/L で 10 分間）またはこれと同等の効果を有する亜塩素酸水，亜塩素酸ナトリウム溶液（魚介類を除く），過酢酸製剤（魚介類を除く），次亜塩素酸水，次亜臭素酸水（魚介類を除く）ならびに食品添加物として使用できる有機酸溶液．これらを使用する場合，食品衛生法で規定する「食品，添加物等の規格基準」を遵守すること．

（厚生労働省：大量調理施設衛生管理マニュアル，最終改正平成 29 年 6 月 16 日）

表 2-29　汚染作業区域と非汚染作業区域の区分の基準
学校給食食中毒防止の手引き

作業区域		作業区分
汚染作業区域		下処理(区域)部分 検収室(区域)部分 食品保管室(区域)部分 廃棄物保管室部分
非汚染作業区域	清潔作業区域	調理室(区域)のうち調理・加工・放冷・保管部分 配膳室(区域)のうち調理済食品の保管部分 洗浄室(区域)のうち洗浄・殺菌部分
	準清潔作業区域	調理室(区域)のうち加熱処理部分 配膳室(区域)のうち搬出部分 洗浄室(区域)のうち洗浄・殺菌済器具保管部分

(三訂 学校給食における食中毒防止の手引, 日本体育・学校健康センター, 1997 より)

表 2-30　器具などの洗浄・殺菌マニュアル

調理機械
1．機械本体・部品を分解する．なお，分解した部品は床にじか置きしないようにする
2．食品製造用水(40℃程度の微温水が望ましい)で 3 回水洗いする
3．スポンジタワシに中性洗剤または弱アルカリ性洗剤をつけてよく洗浄する
4．食品製造用水(40℃程度の微温水が望ましい)でよく洗剤を洗い流す
5．部品は 80℃で 5 分間以上の加熱またはこれと同等の効果を有する方法[注1]で殺菌を行う
6．よく乾燥させる
7．機械本体・部品を組み立てる
8．作業開始前に 70％アルコール噴霧またはこれと同等の効果を有する方法で殺菌を行う

調理台
1．調理台周辺の片づけを行う
2．食品製造用水(40℃程度の微温水が望ましい)で 3 回水洗いする
3．スポンジタワシに中性洗剤または弱アルカリ性洗剤をつけてよく洗浄する
4．食品製造用水(40℃程度の微温水が望ましい)でよく洗剤を洗い流す
5．よく乾燥させる
6．70％アルコール噴霧またはこれと同等の効果を有する方法[注1]で殺菌を行う
7．作業開始前に 6．と同様の方法で殺菌を行う

まな板，包丁，へらなど
1．食品製造用水(40℃程度の微温水が望ましい)で 3 回水洗いする
2．スポンジタワシに中性洗剤または弱アルカリ性洗剤をつけてよく洗浄する
3．食品製造用水(40℃程度の微温水が望ましい)でよく洗剤を洗い流す
4．80℃で 5 分間以上の加熱またはこれと同等の効果を有する方法[注2]で殺菌を行う
5．よく乾燥させる
6．清潔な保管庫にて保管する

ふきん，タオルなど
1．食品製造用水(40℃程度の微温水が望ましい)で 3 回水洗いする
2．中性洗剤または弱アルカリ性洗剤をつけてよく洗浄する
3．食品製造用水(40℃程度の微温水が望ましい)でよく洗剤を洗い流す
4．100℃で 5 分間以上煮沸殺菌を行う
5．清潔な場所で乾燥，保管する

注 1：塩素系消毒剤（次亜塩素酸ナトリウム，亜塩素酸水，次亜塩素酸水等）やエタノール系消毒剤には，ノロウイルスに対する不活化効果を期待できるものがある．使用する場合，濃度・方法等，製品の指示を守って使用すること．浸漬により使用することが望ましいが，浸漬が困難な場合にあっては，不織布等に十分浸み込ませて清拭すること
（参考文献：「平成 27 年度ノロウイルスの不活化条件に関する調査報告書」http://www.mhlw.go.jp/file/06-Seisakujouhou-11130500-Shokuhinanzenbu/0000125854.pdf）
注 2：大型のまな板やざる等，十分な洗浄が困難な器具については，亜塩素酸水または次亜塩素酸ナトリウム等の塩素系消毒剤に浸漬するなどして消毒を行うこと

(厚生労働省：大量調理施設衛生管理マニュアル，最終改正平成 29 年 6 月 16 日)

表 2-31　調理場安全管理チェックシート

5点を満点として，最低を1点とする

区分	チェック項目	評価得点
火傷	1. ガスレンジのなべの柄が他の物に当たらないようにしているか？ 2. ガスバーナーをひねるとき，火を消しているか？ 3. 熱いなべを持つときに，乾燥したなべつかみを使っているか？ 4. 熱いなべを移動するときに，周りの人に注意しているか？ 5. スチームの機器は，蒸気のもれや火傷を起こさないように取り扱いしているか？ 6. 温湯は適切な温度で処理し，火傷しないようにしているか？ 7. ガスレンジ上のなべのふたをとるときには，蒸気に注意しているか？	
切り傷	1. 破損した皿やグラスはすみやかに整理し，専用のごみ箱に入れているか？ 2. 包丁は所定の場所に入れてあるか？ 3. 洗う前の包丁は水切り台に置き，流しの中には入れないようにしているか？ 4. スライサーのプレートは，使用後安全に管理してあるか？ 5. 缶切りは安全に管理しているか？ 6. スライサーとチョッパーには，安全装置があるか？	
電気	1. コードの長さは調整してあるか？ 2. 使用中の機器に対し十分な数のコンセントがあるか？ 3. 電気機器を扱う手は乾燥しているか？	
転倒	1. こぼした食物はただちに片づけているか？ 2. 廊下や通路は常に整頓しているか？ 3. 戸棚の上に置いてある物は安定しているか？ 4. ほうきやモップは使用後，壁に立てかけたり，通路においたりしていないか？ 5. 通路は明るく照明され，歩くスペースを確保しているか？	
火災および爆発	1. ガス管は漏れがないか定期点検を行っているか？ 2. 消火器を備えているか？ 3. 消火器は，毎月点検しているか？ 4. 救急箱の中身は使用後十分に補給しているか？ 5. 油は絶えず注意して扱っているか？ 6. ガス栓を回す前に種火の点火をしているか？	

(5) 安全管理

　事故を防止して安全に作業を行うには，日ごろの安全管理が重要である．①人の安全管理上では，切り傷，転倒によるけがや火傷，②施設・設備上では，火災やガス漏れなどが発生しないよう注意する必要がある．チェックシート(表2-31)を参考に点検項目を決め，定期的に状況を確認して，問題点はすみやかに改善し，安全確保に努める．

4 喫食・食堂サービス

(1) 喫食サービス

　食器に盛付けて供食するときの温度が各料理の適温になるように管理する．適温でサービスするためには，でき上がり，配膳・配食時刻を想定して調理工程表を作成し，実施する．保温，保冷の対策をして，保管温度を一定に保ち，衛生管理面を考慮して行う．また，笑顔で，ていねいなサービスを行う．

(2) 食堂サービス

　食堂は清潔な空間であるように，床やテーブルなどの清掃を徹底して行う．また，卓上花やBGMなど，利用者にとって快適な環境を用意する（表2-32）．

表2-32 【記入例】

食堂サービス記録表

No.

実施年月日　　年　　月　　日（　　）
　　　　　　　グループ　　　班
記録者（　　　　　　　　）

食堂のサービス項目	点数・記録
⦿清拭・清掃　　テーブル・カウンター・シンク	11：00 am 完了
床の清掃　　おしぼりの用意など	―
トレー・カトラリー・箸の用意	各100人分 ✓
下膳用バケツの用意　　下膳コーナーの整理整頓・掃除・消毒	13：30 pm ✓
卓上花の用意	造花（バラ）✓
栄養媒体の用意　⦿卓上メモ　ポスター　その他	20コ ✓
食堂案内表示	案内図　3枚 ✓
室内装飾・展示物	―
配布用紙	アンケート　100枚
BGMなどの用意	
献立説明表示	ボードに記入 ✓
検食(サンプル)の用意	11：30 am ✓
お茶・水の用意	麦茶（温）✓
利用者数(食券)の確認	98名（2名欠）

5 後片づけと点検

(1) 後片づけ

喫食使いの食器も含めて、使用した施設・設備・機器は、洗浄・消毒などの方法によってきれいに片づけ、作業開始時の状態に整える。

a．機器類の清掃・消毒

学内実習における機械・器具の片づけ方法は、担当教員の指導によりマニュアルをつくり、いずれの班が実習室を使用したときも、きちんと片づいた状況に整えることが望ましい。マニュアル作成時には、衛生管理面を考慮した「大量調理施設衛生管理マニュアル」を参考にするとよい（表2-30）。

基本的な方法を次に示す．

① 3回水洗いする（飲用適の水，40℃程度の温水が望ましい）．
② スポンジタワシに中性洗剤または弱アルカリ性洗剤をつけて，よく洗浄する．
③ 水（飲用適の水，40℃程度の温水が望ましい）で，洗剤をよく洗い流す．
④ 最適な方法で殺菌を行う．
⑤ 乾燥させ，清潔な場所（保管庫）で保管する．

b．調理室の清掃

次に調理室の床の一般的な清掃方法を示すが，実際には指導による方法で行う．

《ドライシステム》

① 野菜くずなどが落ちたら，すぐにほうきではき取る．
② 水や油が落ちた場合はモップでふく．
③ 実習終了時にほうきではいてモップでふく．

《ウエットシステム》

① 水をまき，洗剤とデッキブラシでみがく．
② 油で汚れた場合は，滑らないように，ていねいに洗って油分を取る．
③ 消毒液を散布し，水洗いする．
④ 水はけブラシなどで，たまり水がないよう水気を取り，乾燥させる．

c．厨介物の処理

① 残飯，残菜 —— ゴム手袋をはめて果物の皮などの廃棄部分を取り除き，残飯・残菜量を計量して記録する．
② 生ゴミ —— 調理時に生じた生ゴミおよび残飯，残菜は，所定の容器内のビニール袋に入れ，口を閉じて指示された置き場に運ぶ．容器は洗浄して所定の位置に置く．
③ 他の厨介物 —— 燃える物（紙，ダンボール），燃えない物（びん，缶，ガラス，金属），再生可能な物（牛乳パック，発泡スチロール皿）など，学内のゴミ処理方法による分類を行い，指定場所へ出す．

環境問題の点から，排出ゴミは量を減らす努力をすることが望ましく，計量して記録を取り（表2-33），検討資料に使うとよい．

給食マネジメント

表 2-33 【記入例】

ゴミ計量表

No.

実施年月日　年　月　日（　　）
グループ　　　　班
記録者（　　　　　　）

種　　類	記録(メモ)	合計量(kg)
可燃ゴミ	主に生ゴミ	4.3
不燃ゴミ	包装用ビニール類	1.6
コンポスト用生ゴミ	—	
コンポスト以外の生ゴミ	—	
資源ゴミ		
ダンボール	箱をつぶしてたたんだ	
発泡スチロール		
スチール缶		
アルミ缶	洗浄した	0.6
ペットボトル	同　上	0.8
ガラスびん	同　上	1.2
その他	タマゴケース	0.5
	総　　計	11.1

(2) 点　　検

a．実習終了時の点検【帳票-p.46 に記入】

　片づけが終了したのち，実習室内の点検を行う．これは，次の使用にさしつかえないように後片づけ結果の確認と安全管理の目的で行う．常時，一定内容の確認ができるように点検表を作成し，記録しておくことが望ましい．

b．保守管理

　実習室をいつでも支障なく使えるようにするには，手入れを含めた日常の管理を計画的に行う必要がある．それによって作業能率や安全性の確保，機器の耐用年数に影響するからである．

　管理計画は，次の方法で行う．

　① 機器は使用時，施設・設備は年・月・週単位で，実施計画表を作成する．
　② 担当者を決める．
　③ 担当者によって扱いが不統一にならないよう，機器別に取り扱いマニュアルを作成する．

　表 2-34 に機器および設備の基本的な手入れ方法を示した．

表2-34 機器および設備の手入れ

いつも清潔に保ち,使いやすくしておく.手入れするさいに注意することとしては,
1. 電気機器は必ずスイッチを切る.
2. ガス機器はガス栓を閉じる.
3. モーターなど電気の周辺に水をかけない.
4. 注油(機械油)するさいには電気の接触部分を油で汚さない.

洗う道具はタワシ,スポンジ,スチールウールなどを使用する.

機器および設備名	手入れの規準
ガスレンジ	・ガス栓を閉じ,布巾で汚れをふきとる.汚れがひどい場合は洗剤で洗う.レンジの下のゴミ受皿は洗う ・オーブンの扉は布巾でふく.天板は洗剤洗いし,乾燥させ,油をしいておく.必要な場合は,スパチュラで汚れを落とし洗剤で洗う ・ガスバーナーは使用後,布巾でふく.火口の孔がふさがらないようにする.ときどき針金ブラシで掃除する.空気調節孔の環金はときどきとりはずし,洗剤で洗う
回転釜	・ガス栓を閉じ,洗剤で洗う.傾けて自然乾燥させ,蓋も同様に洗剤洗いし,乾燥させる.外周も清掃する
魚焼器	・網または天板を洗剤で洗う.必要な場合は,スパチュラで汚れを落とし洗剤で洗う.乾燥後,油をしいておく.外まわりは布巾でふく
フライヤー	・使用した油はあけ,内部が温かいうちに炭酸ソーダを用いて十分水洗いする(必ずゴム手袋使用).周囲をふき清掃する
電子レンジ	・スイッチを切り,外まわりは布巾でふき,内部はぬれ布巾でふく.中板は洗剤で洗い,から布巾でふく
炊飯器	・外側をふく.食缶は使用後水につけ,ご飯粒を落として洗剤で洗う
食器洗浄機	・外側をふく.機体の内部に残飯・残菜がないように清掃する
食器消毒保管庫	・スイッチを切り,外側をふく.庫内の棚は布巾でふく.温度調節に注意する
洗米機	・流水で洗う
合成調理機	・スイッチを切り,刃物プレートを取り出し洗剤で洗う.機体は流水で洗い,熱湯消毒する
ピーラー	・スイッチを切り,皮剥やすりの円板をぬき取り,皮や土砂をよく除き,流水で洗う
フードカッター	・スイッチを切り,刃の蓋をはずして皿と刃を洗剤で洗い,布巾でふく ・刃に注意する
シンク	・ごみをとり除いたあと,洗剤で洗い,布巾でふく.下の棚も布巾でふく
調理台・配膳台	・洗剤で洗い,布巾でふく.下の棚も毎日布巾でふく
食器戸棚	・布巾でふく.汚れている場合は洗剤を使ってふき,洗剤をよくふきとる
冷蔵庫室	・10℃以下に保持し,1日1回温度の検査をし,清掃する.外側は布巾でふく.霜がつかないように,ときどき温度を上げてとり除く
はかり	・塩分をよくふきとる.皿がはずせるものは,とりはずして洗う

給食マネジメント

表 2-34 つづき

機器および設備名	手 入 れ の 規 準
まな板	・洗剤で洗い，熱湯消毒後乾燥させる（週1度薬剤消毒し乾燥させる） ・殺菌灯つき保管庫があれば入れておく
包　丁	・洗剤で洗う ・研磨し熱湯消毒後，乾燥させる ・数を確かめて，決められた所に入れる ・殺菌灯つき保管庫があれば入れておく
皿　枠	・洗剤で洗い，熱湯消毒する
布巾・台布巾	・洗剤で洗い，乾燥させる ・ときどき漂白または煮沸消毒する
ポリバケツ （残飯・残菜入れ）	・洗剤で洗い，自然乾燥させる
調理場床面	・汚れている部分だけ，ごみを除き，洗剤で洗い，水洗いする ・ドライシステムの場合は，モップを使って洗剤で洗い，乾いたモップでふきとる
排水溝	・蓋を取り，底の残飯・残菜をとり除き，デッキブラシで洗う ・室外へ出る所の蓋は，しっかりしておく ・外にトラップがある場合は，必ず清掃する
グリーストラップ	・1か月に1度は蓋をあけて，浮きあがった汚れた油をとり除き清掃する
フード	・上面にほこりがたまりやすいので注意する ・フードの内面と，とりはずしたグリース・スクリーンは，少なくとも1週に1度は洗剤で洗う
換気扇	・ほこりと油がつき，汚れがひどいときは洗剤で洗う
壁	・汚れている場合は清掃する
天　井	・水滴がたまっている場合はふく ・しみがついている場合は清掃する
水　栓	・水栓がよく締まらないときは，元栓を止め，パッキングをとり替える
冷凍庫	・−20℃以下に保つ ・冷蔵庫の管理に準じる

C ◆ 評　価 ◆ *check*

計画－plan－し，実施－do－したあとには評価－check－が必要である．評価を行って初めて，次の計画に改善をもたらすことができる．すなわち，給食マネジメントのアセスメント，計画，予算，ケータリング，評価，フィードバックの過程に評価は欠かせない．

適正な評価を行うためには，まず正しい記録が必要である．そのために，実施内容をさまざまな帳票類に整理して記録するが，最近はコンピュータも多く利用されている．帳票類の作成には，記入方法や入力方法をマニュアル化しておく必要がある．給食実習を実施したあとの記録と検討は，大きく分けて，毎回行うものと定期的に行うものとがある．

また，評価のためには，さらにさまざまな測定や調査が必要となることもあるが，それらについては，3章「測定および調査」に示す．

1　毎回の記録と検討

実施内容について評価を行い，次の計画にフィードバックするため，実施ごとに内容を帳票類に記録し，検討を行う．評価は，給与した食事，作業，衛生面，栄養教育など，多方面から行う．

ここでは，次の7種の帳票について説明する．

(1) 検 食 簿【帳票-p. 47 に記入】

給食を提供した側からの食事の品質評価として重要である．

給食責任者は，供食する前に検食を行い，質や量，味，盛付けなどの適否をチェックして検食簿に記入する(表2-35)．

(2) 給食日報【帳票-p. 48～51 に記入】

さまざまな形式のものがあるが，食材料の使用量や価格の記録とともに，栄養評価ができるとよい(表2-36)．

予定献立表において単価，価格は記入済みであるが，日報においては，実際に購入した食材料の使用量，価格を記入し，単価を算出する．食材料費の収支欄は，予定献立表の値[(A), (B)＝(A)×食券販売価格, (C)]を予定として記入し，実際の値[(A)', (B)'＝(A)'×食券販売価格, (C)'] を実際として記入する．

食材料費の算出は，即日使用の食品については納品伝票によって，在庫食品については食品受払簿の単価によって行う．また，定期的に原価管理の評価の必要性がある．一期間の純食材料費は，次のように算出する．

原価計算期間の期首と期末の在庫金額を差し引き，期間中の購入金額を加算して算出する．

純食材料費 ＝ 期首在庫金額 ＋ 期間購入金額 － 期末在庫金額

(3) 供食・残菜記録表【帳票-p.52, 53 に記入】

　調理された料理を適正な量に配食するには，でき上がり重量の測定が必要である．これにより1人分の盛付け予定量を算出し，盛付け残量ができるかぎり「0」になるように盛付ける．これらの数値は，供食・残菜記録表に記録しておく(表 2-37)．

　また，給与された給食は，完全に摂取されてこそ栄養的効果が期待できる．給与した食事が残菜として残ることは，栄養的損失があるだけでなく，経済的にも，環境汚染の観点からも，できるだけさけるべきである．一定量以上の残菜がある場合，原因をつかむため調査を実施し，給食内容の評価，反省，改善の資料とする．

　残菜調査の方法には次のものがある．

　実測法：下膳処理の際に残菜量を計量し，供食重量と比較する．残菜容器を料理別に用意し，それぞれ残したものを回収する．果物の皮や魚の骨など食べられないものは除く．一般的には，残菜率 10 ％以上の場合，「問題あり」と判断し，原因を明らかにする．
　　　　　また，1人分の摂取量を確認し，予定献立の食品適正量の判断材料とする．

　アンケート法：利用者の意見を直接聴取して原因を分析する．直接聞き取る方法と質問紙(表 2-38)による方法がある．実測法ではわからない残菜理由を明らかにできる．

(4) 品質評価

　給食を提供する側からの評価(日報，検食簿)のみでなく，品質評価のためには，給食を提供された側からの評価も重要である．満足度調査にはさまざまな種類があるが，ここでは，利用者を対象とした食事評価，残菜調査，栄養教育評価の3種を1枚にまとめたアンケート用紙の例を示す(表 2-38)．調査結果は統計的解析を行い，反省，検討の資料とし，次の計画に生かす．

(5) 作業工程表と作業役割表【帳票-p.39, 41 に記入】

　実施した給食について評価するとき，作業面での評価も欠かすことはできない．実際に行った作業役割表を記録する．計画段階で作成した作業工程表(帳票-p.36〜37)および作業役割表(帳票-p.38, 40)と実際に行ったもの(帳票-p.39, 41)とを比較する．計画と実際とが異なっている場合は，なぜ計画どおりにならなかったのか検討を加え，次の計画に生かす．

(6) 栄養教育報告書【帳票-p.54, 55 に記入】

　栄養教育の重要性はいうまでもないが，実施後はその目的や内容，結果，反省，感想などを記録しておき(表 2-39)，よりよい栄養教育の計画資料とする．表 2-38 に示した満足度調査に，栄養教育についての利用者の評価欄があるが，このようなかたちで利用者の意見をきくと，改善に役立てることができる．

(7) 食器記録表

使用した食器については，使用数，欠損数（破損した場合），残数を確認し，記録する（表 2-40）．長期的には，食器の補充や新規購入計画に役立てる．最近は食器から溶出する環境ホルモンも問題になっているので，材質にも十分配慮しなければならない．

2 定期的な記録と検討

毎回の記録と検討のほかに，定期的に行う評価があり，週報，月報，年報などの報告書もある．ここでは，1 か月単位で行う評価を 2 例示す．

(1) 栄養出納表【帳票-p.56～63 に記入】

給与栄養量の評価のため，使用した食品の量を食品群別に記録し，食品類別荷重平均成分表を使用して栄養価の計算をする．通常は，10 日分ずつ（31 日ある月の 3 枚目は 11 日分）3 枚に記録し（表 2-41），4 枚目の右半分を使用して 3 枚分のまとめ（1 か月分）を算出する（表 2-42）．すなわち，4 枚 1 組で 1 か月分の記録となる．表下欄の「目標栄養量に対する給与栄養量の比率」，「炭水化物エネルギー比」，「脂肪エネルギー比」，「動物性たんぱく質比」については，4 枚目のみの記入でよい．

なお，栄養比率に対する評価にあたっては，食事摂取基準（2005 年版）において，「確率」と「幅」の考え方が導入されたことから，許容できる範囲で，弾力的な判定をすることが望ましい．

(2) 栄養管理報告書

栄養管理報告書は，栄養出納表を資料として 1 か月間の評価を報告する月報である．健康増進法に基づき実施されるが，各都道府県により様式が異なる．

ここでは，東京都の例を示した（表 2-43）．

表 2-35 【記入例】

検 食 簿

年　月　日（　曜日）	朝食・(昼食)・夕食	検食時刻　11 時 30 分
検食者氏名		天候（ 雨 ） 気温（ 23 ）℃

	料　理		評　価		その他
料理別評価	主　食 ｛くるみとレーズンの 　ロールパン｝	味 量 盛付け	(よい) (よい) (よい)	普通　悪い 普通　悪い 普通　悪い	
	主　菜 ｛パンプキングラタン｝	味 量 盛付け	(よい) (よい) よい	普通　悪い 普通　悪い (普通)　悪い	
	副　菜 ｛ヨーグルトサラダ｝	味 量 盛付け	よい (よい) (よい)	(普通)　悪い 普通　悪い 普通　悪い	
	副　菜 ｛　　　　　　　｝	味 量 盛付け	よい よい よい	普通　悪い 普通　悪い 普通　悪い	
	汁もの ｛せん切り野菜のスープ｝	味 量 盛付け	よい よい (よい)	(普通)　悪い (普通)　悪い 普通　悪い	
	デザート ｛キウイシャーベット｝	味 量 盛付け	よい (よい) (よい)	(普通)　悪い 普通　悪い 普通　悪い	

	項　目	評　価	その他
総合評価	料理の組み合わせ	(よい)　普通　悪い	
	量	(よい)　普通　悪い	
	盛付け	(よい)　普通　悪い	
	色彩バランス	(よい)　普通　悪い	

所　見	・ロールパンはとてもおいしく焼けているが，くるみやレーズンが均等に混ざっていない部分がある ・スープは，やや煮すぎで，具がやわらかすぎである ・サラダにレッドキャベツを入れたので，とても色があざやかで美しくなった ・全体的においしそうで，色どりもよい

表2-36 【記入例】

給 食 日 報

年　月　日

	献立名	使用量(g)	単価(円)	価格(円)	廃棄量(g)	純使用量(g)	1人当使用量(g)	エネルギー(kcal)	たんぱく質(g)		食材料費の収支	
1	スパゲッティ	10080	25.00	2520		10080	90	340	11.2		(A)給食予定人員	112人
2	植物油	1321	23.33	308.19		1321	12	111	0		(B)予定収入高	29,200円
3	たまねぎ										(C)使用食材費	29,087.52円
4	にんじん	4000	20.00	800	6.22		35	11	0.3		予定差益 (B)－(C)	10,112.48円
5		3000		5436		5800	50	112	9.5			
6	トマト水煮缶	7650	24.71	1890	—	7650	68	14	0.6		1人当り予定単価 (C)/(A)	259.71円
7	ウスターソース	800	41.82	334.56		800	7	8	0.1			
8	薄力粉	1154	20.00	230.80		1154	10	37	0.8		(A)'給食実人員	112人
9	コンソメ	269	83.00	223.27		269	2	5	0.1		(B)'実際収入高	39,200円
10	こしょう	21	800.00	168.00		21	0.2	1	0		(C)'実際食材費	24,194.70円
11	塩	101	10.70	10.81		101	1	0	0		差益(B)'-(C)'	15,005.30円
12	バター	230	175.00	402.50		230	2	15	0			
13	ベーコン	600	233.30	1399	—	600	5	20	0.6		1人当り実際単価 (C)'/(A)'	216.02円
14	パセリ	90	155.56	140	20	70	1	0	0			
15	じゃがいも	3700	30.00	1110	520	3180	28	21	0.4		食品構成(g)	
16	牛乳	5720	17.14	980.41	—	5720	51	34	1.7		食品群	目標 実施
17	キャベツ	4200	10.48	440	1,408	2792	25	6	0.3		穀類	90　100
18	きゅうり	1700	44.71	760	37	1663	15	2	0.2		いも類	40　28
19	セロリー	900	66.67	600	272	628	6	1	0.1		砂糖類	10　8
20	サニーレタス	2700	18.52	500	620	2080	19	3	0.2		油脂類	10　14
21	酢	560	18.78	105.17	—	560	5	1	0		豆類	25　0
22	ゼラチン	130	285.00	370.50	—	130	1	4	1.1		魚介類	30　0
23	砂糖	896	13.80	123.65	—	896	8	31	0		肉類	30　56
24	みかん缶	3400	57.65	1960	—	3400	30	19	0.2		卵類	25　0
25	白桃缶	3500	39.20	1372	—	3500	31	26	0.2		乳類	70　51
26	レモン	800	30.00	240	720	80	1	0	0		緑黄色野菜類	50　118
27	ほうじ茶	(50)	196.67	84.84							淡色野菜類	100　115
28											果実類	40　62
29											海草類	1　0
30											調味料他	20　15.2
31〜39												
	合計	68122		24194.70	4,469	63653	567.2	848	28.7		合計	541　568

特記事項
・豆類，魚介類，海草類を使っていなかったので，スープに貝などを入れてチャウダーにしたり，ゼリーは，ゼラチンではなく寒天でつくるなど，もう少し工夫すべきだった．
・1人当たりの単価が予定よりもかなり安くなった．

栄養比率

$$\frac{穀類エネルギー\ 377\ \text{kcal}}{総エネルギー\ 848\ \text{kcal}} \times 100 = 44\%$$

$$\frac{動物性たんぱく質\ 12.9\ \text{g}}{総たんぱく質\ 28.7\ \text{g}} \times 100 = 45\%$$

$$\frac{たんぱく質エネルギー\ 114.8\ \text{kcal}}{総エネルギー\ 848\ \text{kcal}} \times 100 = 14\%$$

残飯量 =	—	g
残菜量 =	3,200	g
合計 =	3,200	g

給食マネジメント

表 2-37 【記入例】

供食・残菜記録表

	料 理 名	主食 ごはん	主菜 和風おろし ハンバーグ	副菜 (付けあわせ) しめじのソテー	副菜 コーン サラダ	汁もの あさりの みそ汁	デザート ブルーベリー ヨーグルト
A	仕込み食数(食)	120	120	120	120	120	120
B	でき上がり重量(kg)	19.3	ハンバーグ ソース 12.8+9.7	4.1	19.9	25.8	11.8
C	盛付け残量(kg)	0	0+0.3	0	0	2.8	0
D	カウンター残量(kg)	0.3	0.4	0.1	0.3	0.4	0.2
E	供食重量(kg)	19.0	21.8	4.0	19.6	22.6	11.6
F	1人分盛付け予定量(g)	161	107+81	34	166	215	98
G	喫食数(食)	118	118	118	118	118	118
H	1人分供食量(g)	161	185	34	166	192(158)	98
I	残菜重量(kg)	0.6	0.5	0.2	0.7	貝ガラ 0.8+4.0	0.4
J	残菜率(%)	3.2	2.3	5.0	3.6	4.3	3.1
K	1人分残菜重量(g)	5	4	2	6	7	3
L	1人分摂取量(g)	156	181	32	160	151	95

残菜状況(内容・形状),考察
- みそ汁のつぎ残しが多かったことが反省点。最後のほうは,貝の身が殻からはずれていて,そそぎにくかった.
- サラダでは,下に敷いたサニーレタスを残している人が多かった.

備 考
- みそ汁の残菜率(J),1人分残菜重量(K),1人分摂取量(L)は貝殻の重量を差し引いて算出.

A：調理食数
B：料理ができ上がったときに計量した実測値
C：盛付けされなかった料理の実測値
D：皿に盛り,カウンターに出して残ったものを再び集めて計量した実測値
E：B−C−D
F：B/A×1000

G：サービス終了までの供食数
H：E/G×1000
I：喫食者が食べ残した料理の実測値
J：I/E×100
K：I/G×1000
L：H−K

※果物の皮,魚の骨など,廃棄とみなせる部分は差し引いて算出する.
※カウンターに残った皿数が料理によって異なるときは,主菜の皿数を規準に喫食数(G)を算出する.

表 2-38 【記入例】

満足度調査

平成　年　月　日

学内給食をご利用いただきありがとうございます．今日の給食についてのご意見をお伺いしたいので，以下のアンケートにお答えくださいますようお願いいたします．今後の給食実習の参考にさせていただきます．

性別（男　⑨女）　学年（　　年）

1．評価欄の該当する記号に○をつけて下さい．
　　評価（A：よい　B：まあまあよい　C：ふつう　D：あまりよくない　E：よくない）

献立名	評価	ご意見
三色丼	Ⓐ B C D E	色どりがよかった
野菜スープ	A B Ⓒ D E	少し苦手な味
豆腐のサラダ	A Ⓑ C D E	味がよかった
フルーツのヨーグルトあえ	Ⓐ B C D E	フルーツたっぷりでよかった
料理の組み合わせ	Ⓐ B C D E	食べやすい組み合わせだった
外　見	Ⓐ B C D E	三色丼が色どりよく，おいしそう
量	Ⓐ B C D E	ちょうどよかった

2．今日の給食で，残したものはありますか．○をつけて下さい．（ある　ない）

「ある」と答えた人は，残したものと，その理由を書いて下さい．

　　　スープ．セロリが嫌いなので

3．掲示物（卓上）について，評価欄の該当する記号（1と同様）に○をつけて下さい．

項目	評価	ご意見
興味深さ	Ⓐ B C D E	知らなかったことがわかってよかった
わかりやすさ	Ⓐ B C D E	箇条書きでわかりやすかった
見やすさ	A Ⓑ C D E	少し字が小さい
全　体	Ⓐ B C D E	絵が内容を表していてよかった

ご協力ありがとうございました．

表 2-39 【記入例】

栄養教育報告書

| 第　回実習　　年　月（　曜日） | 班　記載者氏名 |

テーマ

ヨーグルト

目　的

ヨーグルトに含まれる乳酸菌の働きについて知ってもらう．

内　容

1．ヨーグルトに含まれる乳酸菌の働き
　　牛乳に含まれる乳糖を乳酸菌が分解して乳酸ができる．そのため，ヨーグルトは，乳糖不耐症の人もお腹がゴロゴロしにくく，味がすっぱくなっていることを，わかりやすく紹介．
2．ビフィズス菌の腸内での働き
　　乳酸菌のビフィズス菌は，腸内で有用菌として働く菌であること，ビフィズスとは分岐という意味であることを紹介．

結果・反省・感想

　ヨーグルトをとり上げようと決めた．多くの人がすでに知っていることを書いても興味をもってもらえないと思い，内容を検討したが，班のなかでも意見がまとまらず，なかなか決まらなかった．しかし，「牛乳がダメでもヨーグルトならお腹がゴロゴロしないのはナゼ？」，「日が経ったヨーグルトがすっぱいのはナゼ？」という2つの疑問点を，

　　　乳　糖　→　乳　酸

　　　　乳酸菌が分解

という図を使ってわかりやすく説明できたと思う．
　給食でヨーグルトを使っていたので「ヨーグルト」をとり上げたが，興味をもって みてもらえたようで よかった．

表2-40 【記入例】

食器記録表

食器の種類	食器の大きさ 径×高さ(cm)	食器の重量 (g)	盛付け 目安量	年 5月10日 A-1 班 使用数	破損数	残 数	年 月 17日 B-1 班 使用数	破損数	残 数
スープ皿	23.0×3.8	194	250 g						
ミート皿	22.5×2.0	180	150～180 g	120		120	127		127
パン皿	18.0×2.3	100	80～150 g	120		120			
デザート皿	13.7×3.7	142	100～150 g	120		120	127		127
ランチ皿	21×17×2.3	138	130～180 g						
飯椀	13.0×5.3	176	200 ml				127		127
どんぶり	15.3×7.3	138	250 g	120	1	119			
汁椀	12.0×5.7	54	200 ml				127	1	126
小鉢	9.8×6.0	94	200 ml				127		127
湯のみ	9.5×5.0	112	100 ml				127	1	126
ティーカップ	10×5.8	118	180 ml						
コップ	6.5×8.0	140	110 ml	120	1	119			
はし	21	18	—				127		127
フォーク 大	19	35	—	120		120			
スプーン 大	18	40	—	120		120			
ナイフ	19	50	—						
フォーク 小	13	14							
スプーン 小	14	20	—	120		120	127		127
お盆	31×41	372	—	120		120	127		127

給食マネジメント

表 2-41 【記入例】

栄 養 出 納 表

○○年 5 月分 No. 1

食品群名		食品構成(g)	1人1日当り純使用量 (1, 2, ③ 食)											合計	果計	平均給与量	エネルギー(kcal)	たんぱく質(g)	脂質(g)	炭水化物(g)	カルシウム(mg)	鉄(mg)	A(μgRAE)	ビタミン B₁(mg)	B₂(mg)	C(mg)	食物繊維(g)	ナトリウム(mg)
			1日	2日	3日	4日	5日	6日	7日	8日	9日	10日																
1. 穀類	米	180	270	180	180	180	180	180	180	270	180	180		1980		198	703	12.1	1.8	152.7	10	1.6	0	0.16	0.04	0	1.0	2
	パン類	60	100	100	100		100	100			130	130		660		66	174	6.1	2.9	30.8	19	0.4	0	0.05	0.03	0	1.5	330
	めん類	20			20									20		2	3	0.7	0.7	0.7	2	0	0	0	0	0	0	1
	その他の穀類・堅果類	15	10	2	30	4	25	10	20	10	35	2		168		17	64	1.8	1.1	11.4	18	0.3	0	0.03	0.01	12	0.8	20
2. いも類	じゃがいも類	70	120	70			30	60	50					430		43	33	0.7	0.1	8.1	4	0.2	0	0.04	0.01	0	0.7	1
	こんにゃく類	10												0		0	0	0	0	0	0	0	0	0	0	0	0	0
3. 砂糖類		15	3	8	6	10	8	3	18	33	34			126		13	48	0	0	11.9	0	0	0	0	0	0	0	0
4. 菓子類		10				130		3						130		13	25	0.8	0.8	3.6	9	0.1	9	0.03	0.03	0	0.1	16
5. 油脂類	動物性	2				5		3						11		1	7	0	0.8	0.1	1	0	5	0	0	0	0	8
	植物性	20	22	30	25	5	28	13	25	30	20	25		218		22	192	0	20.8	0.1	0	0	63	0	0	0	0	32
6. 豆類	みそ	30	40	40	40	40	20	20	20	20	40	20		260		26	50	5.6	1.5	5.7	27	1.1	0	0.01	0.03	0	1.2	206
	豆・大豆製品	50	52	4	50	2	50	80	60	7	2	200		507		51	68	4.8	3.6	4.0	63	1.0	0	0.03	0.05	0	1.4	5
7. 魚介類	生 物	30	70			110	30	80		80				450		45	67	10.1	2.5	0.1	8	0.4	20	0.04	0.07	1	0	48
	塩蔵・缶詰	10		40						30				72		7	16	1.8	0.5	1.0	16	0.1	0	0.01	0.01	0	0	89
	水産練り製品	10												0		0	0	0	0	0	0	0	0	0	0	0	0	7
8. 肉類	生 物	30	50	30				70						130		15	34	2.8	2.3	0.1	1	0.1	3	0.06	0.03	0	0	7
	その他の加工品	20	40	125	80		80		40	100		70		535		54	128	7.8	10.0	1.7	4	0.5	1	0.24	0.08	17	0	459
9. 卵類		40		20	8		15				20			63		6	9	0.7	0.6	0	3	0.1	9	0.01	0.03	0	0	8
10. 乳類	牛乳	140	20	60		60	40	50		60				290		29	19	1.0	1.1	1.4	32	0.1	11	0.01	0.04	0	0	12
	その他の乳類	20	200	200	200	200	200		200		200			1400		140	120	2.7	0.2	26.8	87	0.7	44	0.05	0.10	18	0	44
11. 野菜類	緑黄色野菜	80	110	80	20	100	60	62	90	80	80			762		76	24	1.0	0.2	5.4	31	0.7	384	0.05	0.07	69	1.8	11
	漬 物	2				2			20		20			44		4	3	0.3	0	0.3	3	0	3	0	0	0	0.1	43
	その他の野菜類	230	380	210	360	267	172	400	406	292	227			2906		291	70	4.2	0.4	15.5	197	2.2	339	0.09	0.12	2	6.0	32
12. 果実類		50			40			30	20					90		9	5	0.1	0	1.4	6	0	17	0	0.02	0	0.7	0
13. 海草類		2	10	7	20	2	8							47		5	3	0.3	0	1.3	19	0.3	17	0.01	0.01	0	0.7	116
14. 調味料類		10	20	10	15	10	3	10	25	24	13	15		145		15	20	0.9	0.6	2.5	5	0.2	1	0.01	0.03	0	0.1	683
15. 調理加工食品類		15												0		0	0	0	0	0	0	0	0	0	0	0	0	0
計																558	1888	65.6	51.9	286.2	558	9.3	1073	0.87	0.79	120	15.3	2173

目標栄養量に対する給与栄養量の比率

① $\dfrac{\text{目標栄養量}}{\text{エネルギー}} \times 100 =$ ％ ② $\dfrac{\text{目標栄養量}}{\text{(たんぱく質)}} \times 100 =$ ％ ③ $\dfrac{\text{目標栄養量}}{\text{(脂質)}} \times 100 =$ ％ ④ $\dfrac{④ \times 4}{①} \times 100 =$ ％ 炭水化物エネルギー比 $\dfrac{③ \times 9}{①} \times 100 =$ ％ 脂肪エネルギー比 ※動物性たんぱく質比 $\dfrac{⑤ + (⑥ \times x)}{②} \times 100 =$ ％

※調理加工食品類を使用している場合、動物性たんぱく質比の算出は事業所 23%、病院 26%、保育所 14% を x の値として⑤に加える。

表2-42 [記入例]

栄 養 出 納 表

○○年 5 月分 No.4

食品群名	食品構成 (g)	1人1日当り純使用量 (1,2,3) 食							合計	平均給与量	エネルギー (kcal)	たんぱく質 (g)	脂質 (g)	炭水化物 (g)	カルシウム (mg)	鉄 (mg)	ビタミン A (μgRAE)	ビタミン B_1 (mg)	ビタミン B_2 (mg)	ビタミン C (mg)	食物繊維総量 (g)	ナトリウム (mg)
1. 穀類 米									5940	192	684	11.7	1.7	148.0	10	1.5	0	0.14	0.04	0	1.0	2
パン類									2130	69	182	6.4	3.0	32.2	20	0.4	0	0.06	0.03	0	1.6	345
めん類									870	28	46	1.5	0.2	9.1	4	0.1	0	0.01	0	0	0.4	18
その他の穀類 堅果類									4427	14	53	1.5	0.9	9.4	15	0.2	0	0.02	0.01	0	0.6	16
2. いも類 じゃがいも類									1570	51	41	0.8	0.1	9.6	5	0.2	0	0.04	0.01	25	0.8	1
こんにゃく類									160	5	0	0	0	0.1	2	0	0	0	0	0	0.1	1
3. 砂糖類									453	15	55	0	0	13.7	0	0	0	0	0	0	0	0
4. 菓子類									390	13	25	0.8	0.8	3.6	9	0.1	9	0.02	0.03	0	0.1	16
5. 油脂類 動物性									39	1	7	0	0.8	0	0	0	60	0	0	0	0	8
植物性									662	21	183	0	19.9	0.1	1	0	0	0	0	0	0	31
6. 豆類 みそ									900	29	55	6.3	1.7	6.3	30	1.2	0	0.03	0.03	0	1.4	229
豆・大豆製品									1666	54	72	5.1	3.8	4.2	66	1.1	0	0.05	0.05	0	1.5	5
7. 魚介類 生物									1050	34	50	7.6⑤	1.9	0.1	6	0.3	15	0.05	0.05	1	0	36
塩蔵・缶詰									404	13	19	3.4	1.0	1.9	30	0.2	1	0.01	0.02	0	0	165
水産練り製品									490	16	19	1.9	0.4	2.0	5	0.1	0	0	0	0	0	125
8. 肉類 生物									1593	51	115	9.5	7.9	0.1	2	0.4	9	0.09	0.09	1	0	23
その他加工品									238	8	19	1.1	1.5	0.1	1	0.1	2	0.05	0.01	0	0	68
9. 卵類									1035	34	51	4.2	3.5	0.3	17	0.6	51	0.03	0.15	0	0	48
10. 乳類 牛乳									4200	135	90	4.5	5.1	6.5	149	0	53	0.05	0.20	2	0	55
その他の乳類									890	29	25	0.6	0	5.6	18	0	9	0	0.02	0	0	9
11. 野菜類 緑黄色野菜類									2496	81	26	1.0	0.2	5.7	34	0.7	623	0.05	0.07	19	2.0	11
漬　　物									282	9	3	0.2	0	0.7	6	0.1	7	0.03	0	5	0.2	98
その他の野菜類									7837	253	61	3.6	0.3	13.4	172	1.9	295	0.05	0.10	32	5.2	27
12. 果実類									347	11	9	0	0	1.7	1	0	3	0	0	4	0.3	0
13. 海草類									93	3	2	0.2	0	0.8	11	0.2	10	0	0.01	2	0.4	70
14. 調味料類									437	14	18	0.9	0.5	2.3	4	0.2	1	0.01	0.03	0	0.1	637
15. 調理加工食品類									15	0	0	0⑥	0	④								0
計											1921①	72.9②	35.4③	277.5	617	9.7	1147		2.98		14.3	2048

目標栄養量に対する給与栄養量の比率

① 目標栄養量 ×100 = 110 % (エネルギー)

② 目標栄養量 ×100 = 119 % (たんぱく質)

③ 目標栄養量 ×100 = 122 % (脂質)

$\dfrac{②×4}{①}×100 = 57.8\%$ たんぱく質エネルギー比

$\dfrac{③×9}{①}×100 = 26.0\%$ 脂肪エネルギー比

$\dfrac{④×4}{①}×100 = \mathit{x}$ % 炭水化物エネルギー比

動物性たんぱく質比 $\dfrac{⑤+⑥×\mathit{x}}{②}×100 = 44.9\%$

※調理加工食品類を使用している場合、動物性たんぱく質比の算出は事業所23％、病院26％、保育所14％を x の値として⑤に加える。

給食マネジメント

表 2-43 【記入例】

栄養管理報告書(給食施設)

_____ 保健所長 殿

施設名　○○市総合福祉通園センター○○園
所在地　○○市△△町○丁目37
管理者名　施設長　○○○○
電話番号　△△△△-△△-△△△△

_____ 年　5　月分　　　（健康増進法第21条による管理栄養士必置指定　①有　2 無）

I　施設種類
1　学校
2　児童福祉施設（保育所以外）
③　社会福祉施設
4　事業所
5　寄宿舎
6　矯正施設
7　自衛隊
8　一般給食センター
9　その他（　　　）

II　食事区分別1日平均食数及び食材料費

	食数及び食材料費		
	定食（☑単一・□選択）	カフェテリア食	その他
朝食	食（材・売　円）	食	食
昼食	88食（㊚・売 342円）	食	食
夕食	食（材・売　円）	食	食
夜食	食（材・売　円）	食	食
合計	食（材・売　円）	食	食
再掲	職員食　0　食	喫食率　　％	

III　給食従事者数

	施設側(人)		委託先(人)	
	常勤	非常勤	常勤	非常勤
管理栄養士	1			
栄養士				
調理師	3	1		
調理作業員				
その他				
合計	4	1		

IV　対象者（利用者）の把握

【年1回以上，施設が把握しているもの】
1　対象者（利用者）数の把握　：☑有　□無
2　身長の把握　：☑有　□無
3　体重の把握　：☑有　□無
4　BMIなど体格の把握　：☑有　□無
　4-1　肥満者の割合
　　4　名 ÷ 100　名 ＝ 4　％（前　年度比 −2 ％）
　　献立等の肥満者への配慮　：□有　□無
　4-2　やせの者の割合
　　3　名 ÷ 100　名 ＝ 3　％（前　年度比 −1 ％）
　　献立等のやせの者への配慮　：□有　□無

5　身体活動状況の把握　：☑有　□無
6　食物アレルギーの把握（健診結果・既往歴含む）　：☑有　□無
7　食物アレルギーへの対応　：☑有（□除去　□代替　□その他（　　））□無
8　疾病状況の把握（健診結果）　：☑有　□無
9　生活習慣の把握（給食以外の食事状況，運動・飲食・喫煙習慣等）　：☑有　□無

【利用者に関する把握・調査】該当に印をつけ頻度を記入する
1　食事の摂取量把握
　☑実施している（☑全員　□一部）
　（☑毎日　□ 　回/月　□ 　回/年）
　□実施していない
2　嗜好・満足度調査　☑実施している　□実施していない
3　その他（　　　　　　　　　　　）

V　給食の概要

1　給食の位置づけ	☑利用者の健康づくり　☑望ましい食習慣の確立 ☑充分な栄養素の摂取 □安価での提供　☑楽しい食事　□その他（　　）
1-2　健康づくりの一環として給食が機能しているか	☑十分機能している　□まだ十分ではない　□機能していない □わからない
2　給食会議	☑有（頻度：　12　回/年）　　　□無
2-2　有の場合	構成委員　□管理者　☑管理栄養士・栄養士 　　　　　☑調理師・調理担当者　☑給食利用者 　　　　　☑介護・看護担当者　□その他（　　）
3　衛生管理	衛生管理マニュアルの活用　☑有　□無 衛生点検表の活用　☑有　□無
4　非常時危機管理対策	①食中毒発生時マニュアル　☑有　□無 ②災害時マニュアル　☑有　□無 ③食品の備蓄　☑有　□無 ④他施設との連携　□有　☑無
5　健康管理部門と給食部門との連携（事業所のみ記入）	☑有　　　　　□無

＊裏面へ→

施設名 _____

VI 栄養計画

1	対象別に設定した給与栄養目標量の種類	☑ 3 種類　☐ 作成していない
2	給与栄養目標量の設定対象の食事	☐ 朝食　☑ 昼食　☐ 夕食　☐ 夜食　☐ おやつ
3	給与栄養目標量の設定日	平成 ___ 年 4 月
4	給与栄養目標量と給与栄養量（最も提供数の多い給食に関して記入）	対象：年齢 24 歳〜49 歳　性別：☐ 男　☐ 女　☑ 男女共

	エネルギー (kcal)	たんぱく質 (g)	脂質 (g)	カルシウム (mg)	鉄 (mg)	A (RE当量)	ビタミン B₁ (mg)	B₂ (mg)	C (mg)	食塩相当量 (g)	食物繊維量 (g)	炭水化物エネルギー比(%)	脂肪エネルギー比(%)	たんぱく質エネルギー比(%)
給与栄養目標量	600	25	15	240	3.8	150	0.44	0.48	40	3.0	6	60	23	17
給与栄養量(実際)	612	26	14	179	3.3	121	0.30	0.30	50	3.3	6	62	21	17

5	給与栄養目標量に対する給与栄養量（実際）の内容確認及び評価	☑ 実施している（☑ 毎月　☐ 報告月のみ）　☐ 実施していない

VII 栄養・健康情報提供：☑ 有　☐ 無
（有の場合は下記にチェック）

- ☐ 栄養成分表示　☑ 献立表の提供　☐ 卓上メモ
- ☑ ポスターの掲示　☐ 給食たより等の配布　☑ 実物展示
- ☑ 給食時の訪問　☐ 健康に配慮したメニュー提示
- ☐ 推奨組合せ例の提示
- ☐ その他（　　　　　　　　　　　　　）

VIII 栄養指導：☑ 有　☐ 無（有の場合は下記に記入）

	実施内容	実施数
個別		延　　人
		延　　人
		延　　人
		延　　人
集団	献立表，給食便りの配布	月1回 88人
		回　　人
		回　　人
		回　　人

IX 課題と評価：☑ 有　☐ 無（有の場合は下記に記入）

（栄養課題）
　野菜，果物の摂取量の増加

（栄養課題に対する取組）
　副菜，副々菜での多様な野菜食の提供

（施設の自己評価）
・適温給食ができている．
・体調や偏食，食事形態などにも柔軟に対応している．

X 東京都の栄養関連施策項目
（最も提供数の多い給食に対して記入）

(VI-4の食事について記入)	目標量	提供量
野菜の一人あたりの提供量（☑ 一食　☐ 一日）	150 g	120 g
果物の一人あたりの提供量（☑ 一食　☐ 一日）	50 g	40 g

XI 委託：☐ 有　☑ 無（有の場合は下記に記入）

名称：

電話　　　　　　　FAX

委託内容：☐ 献立作成　☐ 発注　☐ 調理　☐ 盛付　☐ 配膳
　　　　　☐ 食器洗浄　☐ その他（　　　　　　　　　　）

委託契約内容の書類整備：☐ 有　☐ 無

責任者と作成者

施設側責任者
役職　　　　　　　氏名

作成者
所属　給食部　　　氏名　○●○●

電話　△△△△-△△-△△△△
FAX　△△△△-△△-△△△△

職種：☑ 管理栄養士　☐ 栄養士　☐ 調理師
　　　☐ その他（　　　　　　　　　　）

保健所記入欄　特定給食施設・その他の施設
　　　　　　　　　　（施設番号　　　　　）

給食マネジメント

D ◆ 改　善 ◆ *action*

　計画―plan―→実施―do―→評価―check―の結果を受けて，改善―action―策を講じることが必要である．

　給食マネジメントにおけるPDCAサイクルのactionは，改善，方策，是正，活動という解釈が適正である．実施した給食業務内容を，評価結果に基づいて十分に見直し，以後の成果のレベルアップに結びつけ，より高い目標達成につながる具体的な方策を生み出すことである．それを次の計画に盛り込んでこそ，マネジメントサイクルの役割としての意義がある．運営管理でのcheckは一般的になっているが，actionの具体化がないと，PDCAサイクルの完成度・達成度は高まらない．

　保健・福祉・医療の場での給食マネジメントにおいてのactionは，checkの結果，悪い点だけを扱うのではなく，もう少し広義にとらえ，また，関係者からの協力を得るための期間にも余裕をもって，マネジメントサイクルの相対的な向上を目的とすべきである．

　ただし，給食施設においても，他施設や多様化する外食産業との競合も盛んになり，特化をはかる必要性も出ている．給食マネジメントでもメニュー開発や新給食システムの導入など，常時「改善」の意識をもって，給食の利用者・関係者にとってよりよい結果を生み出すためのactionをすべきである．

1　改善点の見いだし 【帳票-p.64に記入】

(1) Action の分類

　給食マネジメントのcheckや測定・調査の結果を活用して見直し，次の3種類に分けて，それぞれの方策を立てる．

① Action 1…改善の必要なし

　Checkの結果が優れていたものについては，なぜよかったのかを確認する．

　→　その理由を十分に認識し，以後の実施時に欠落のないよう継続する．

② Action 2…やや改善の必要あり

　Checkの結果が中程度であり，対象によってばらついているものについては，改善が必要なものがないかを検討する．

　→　利用者，従事者，管理者による評価の差が大きいものはその理由を確認して改善の有無を判断し，必要な場合は方策を検討する．内容をすべて変更するのではなく，対応方法を一部変えることによって結果を良好に改善できる場合もある．

③ Action 3…改善が必要

　Checkの結果が悪いものについては，なぜなのかを明確にする．

　→　その原因が改善でき，さらによい結果につながる方策を早急に立て，次のplanへ盛り込む．従来の経験や思考にこだわらず，発想力を発揮すべきである．結果を好転させるためには，Action 3分類の中で，最重要視して取り組む必要がある．

(2) Action の内容

改善すべき点は，表 2-44 の内容を参考にして取り上げ，具体策を講じる．

表 2-44 改善すべき内容（例）

管理項目	評価する項目
給食システム	・給食利用率，利用者の満足度，各管理の評価結果等 〈改善策の例〉 ① 給食数が利用者のニーズに合っていない場合の改善策 ② 献立の実施方法の改善策 ③ 利用者のニーズに応える献立形態とし，給食目標を高めるための改善策 ④ 食事時間の変更について，実施可能な時間，協力対象・内容 ⑤ 食事回数の改善について，実施可能な方法 ⑥ 給食価格の変更について，実施可能な方法 ⑦ 給与栄養目標量の適正量の改善（栄養充足率や残食率等から推測） ⑧ 施設・設備の面における，安全性・効率性・経済性・衛生面等での改善策
栄養・食事管理	・喫食調査，嗜好調査，栄養出納表，栄養管理報告書等
生産・品質管理	・購買管理—食材料費の変動結果，料理別食材料費，在庫食品受払簿等 ・生産管理—危機管理記録等 ・品質管理—検食簿，残食調査，満足度調査，危機管理記録等
衛生管理	・室温（食品庫，冷凍庫，下処理室，調理室，配膳室，洗浄室）・湿度記録，調理温度記録，料理の冷却時間・温度記録，料理の保管時間・温度記録等 ・調理従事者衛生チェック記録，細菌検査実施記録，機器衛生管理記録，施設・設備衛生管理記録等
経営管理	・原価計算，ABC 分析，損益分岐点，労働生産性，貸借対照表，損益計算書等

2 改善の方策【帳票-p.65 に記入】

改善に取り組むには，まず何を改善すべきかを取り上げ，緊急性と必要性の点から優先順位をつける．その際には，予算，期間，関係者の協力，通常業務への影響等を考慮して方策を決定する．

3

測定および調査

　給食マネジメント実習においては，給食の目的に沿った適切な目標設定，計画立案がなされ，栄養，献立，食材料，食事の品質，作業，安全・衛生，施設・設備，経営，人事・労務，事務など各経営管理の側面からなるシステムと，これらを総括するマネジメントが十分に機能しなければならない．そのためには，実態の把握と，これに基づいたアセスメント，実施の経過と結果の評価が適切に行われる必要がある．測定・調査によって得られたデータや結果を，計画やシステムの立案・変更に生かせるようにフィードバックすることが重要である．

　本章では，実習でも実施しやすいいくつかの測定・調査項目をとりあげ，展開例を紹介する．

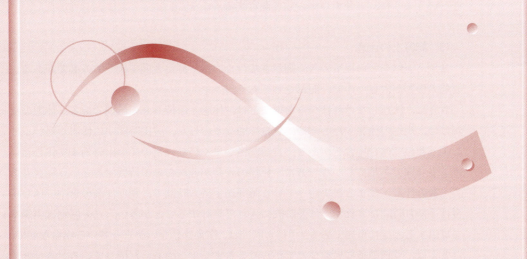

1 タイムスタディ

(1) 目　的

　タイムスタディは，作業管理における作業工程表(時間・労働力の配分，施設・設備・機器の使用)の適正化をはかる目的で行われる．目的に応じて集計方法も異なる．

　以下は，給食の調理作業による消費エネルギーを明らかにすることを主目的として行う，くし型タイムスタディである．

(2) 調査方法

a．1分計測【帳票-p.66, 67に記入】

　精密なタイムスタディをする必要のあるときは，この方法を用いる(表3-1)．1人の被験者の動作を1人の検者(測定者)が追うというかたちになる．

　用紙1枚が1時間用で，クシの歯の1本が10分間に相当する．クシの左側の歯は1分を1/10に等分したもので，右側は10秒に等分したものである．測定は秒針つきの時計で行うが，とらえにくい場合は30秒の精度で書き込む．新しい動作が始まったときに横棒を引いて区分し，そのすぐ下に動作の内容を書き込む．"歩く"などは⟶印で，ものを運ぶときは 3kg というように書く．何回か往復するときは，"正"の字を書いて往復を1つひとつ記録することは省略する．また，姿勢を左側のあいたところに記号で記録する．

b．5分計測【帳票-p.68, 69に記入】

　1分計測では1人の被験者に1名の測定者を必要とするが，それほど精密さを必要としないときは5分計測を用いる(表3-2)．この方法は，1人の測定者が5人の被験者を同時に測定する．ただし，1人の被験者については5分ごとに観測し，その観測したときの動作を5分間継続して行っていたものとみなして集計を行う．

　A，B，C，D，Eの被験者について，初めの1分にAを，次の1分にBを，次にCをというように，1分ずつずらして測定する．

(3) 記録上の注意

　まず，記録をどの程度のきめ細かさで行うのか，測定者間で統一する必要がある．姿勢の影響が大きいので，記録をしておく．

　さらに，注意しなければならないことは，休憩と手待ちとの区別である．休憩のなかには，規定の休憩，たとえば，昼食休憩などのほか，労働時間中に仕事が終わってしまったので休む場合とがある．食器洗浄が早く終わったので退出時刻まで休むというような例である．しかし一方に，材料の入荷が遅れたので待機するという場合もある．次の作業が始まるまで待っている時間が手待ち時間で，調理作業の途中で休む場合は手待ち時間に入れず，休憩時間に入れて集計することが多い．この区別は実働率を算出するときに重要である．手待ち時間は，作業はしないが立っている場合などで，たとえば，煮物の釜に火をつけてから煮えるまで少しのあいだ待っているときなどである．このときの時間が長ければ多くはほかの作業をしている．

(4) 集計方法【帳票-p.70～73に記入】

　a．平均ＲＭＲ，実働率，消費エネルギーの算出

　集計用紙を用いて各調理作業別の集計を行う（表3-3）．作業の種類ごとに作業名を記入し，その時間をタン目の左側の目盛（1分か□他方でとらえる）で測かって両側する，各時間帯別に書き込んなものに，1時間ごと（縦方向）の合計が60分になるか確認する．次に，各作業ごと（横方向）に合計して，1日中に行った各作業の所要時間(t)を合計の列に書き込む．

　さらに，各作業に合い試出しＲＭＲ（表3-1参照）も書き込む．そして，RMRと各作業の所要時間(t)との積を，RMR×tの列に書き込む．最後に，時間の合計（T）とRMR×tの合計をその列の下段に書く．

　その後，集計結果の数値を使って，平均RMR，実働率，消費エネルギーを算出する．

　① 平均RMR

$$\text{平均RMR} = \frac{\text{RMR} \times t}{T}$$ の計算式により算出する．

　② 実働率

次の計算式により算出する．

$$\text{実働率} = \frac{\text{実働時間}}{\text{労働時間}} \times 100$$

　　労働時間　：勤務時間 − 規定休憩時間
　　実働時間　：労働時間 − 任意休憩時間
　　任意休憩時間：規定休憩時間でなく手待ち時間でもない休憩時間

　③ 消費エネルギー

消費エネルギーの算出方法はいくつかあるが，ここではRMRを用いる方法を示す．

$$\text{RMR} = \frac{W - RM}{BM} = \frac{W - BM \times 1.2}{BM}$$ から，

$$W = BM(1.2 \times t + RMR \times t)$$ これに代入して計算する．

　　W ：作業中の消費エネルギー
　　RM：安静時代謝
　　BM：基礎代謝，男子 1.0 kcal/分，女子 0.8 kcal/分
　　t ：時間（作業時間）

表3-3の例では，　$W = BM(1.2 \times t + RMR \times t)$
　　　　　　　　　$= 0.8(1.2 \times 495 + 825.4) = 1,135.5\,\text{kcal}$

身体活動の強度を示す値としてRMRのほかにAf（activity factor）およびMETs（メッツ：metabolic equivalents）がある．Afは，頭脳的活動も含めた幅広い活動に，また，幅を持った区分や平均的なとらえ方をする測定に向くので，身体活動レベル（PAL）の測定などに使われる．METsは，全運動代謝量が安静時代謝量の何倍になるかを示した数値で，運動の強さを表すのに適している．給食作製の作業管理の場合，身体を動かす多種類の活動が変化し，1つ1つの作業別に測定する必要があるため，RMRが適切である．

表 3-1【記入例】

くし型　タイムスタディ用紙（1分計測用）

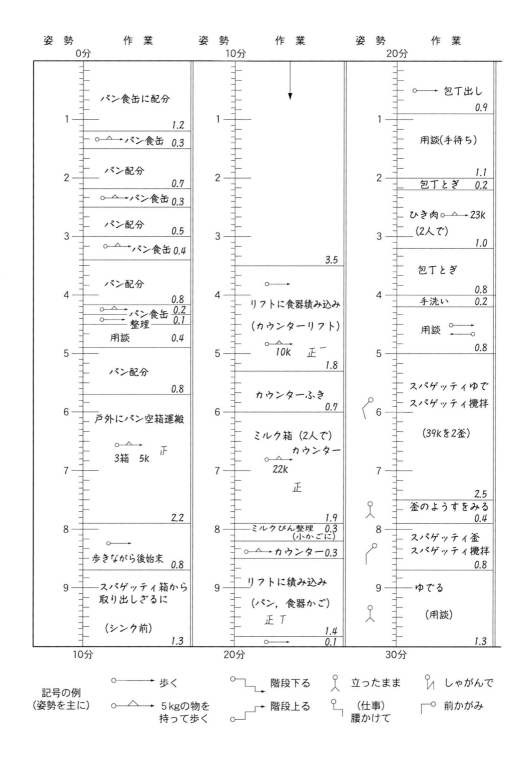

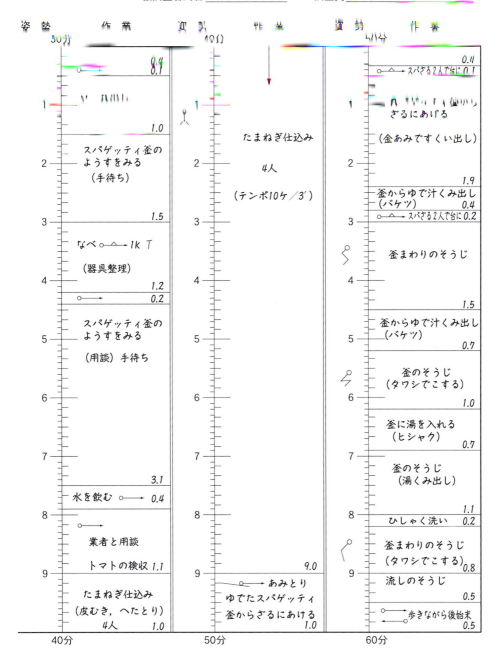

表 3-2 【記入例】

_____ 9時　くし型　タイムスタディ用紙（5分計測用）

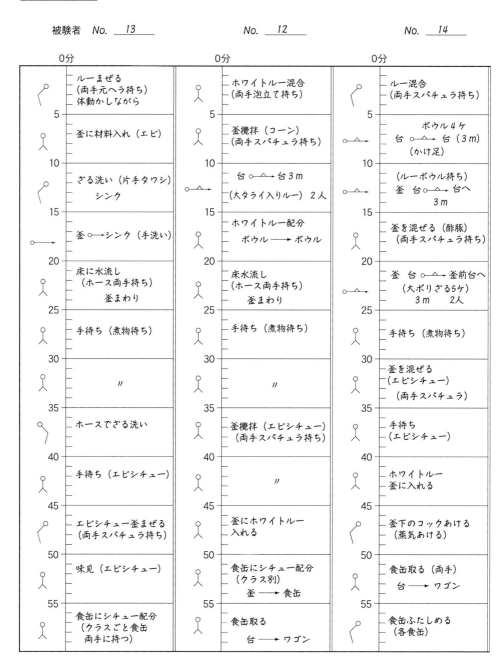

調　査　　　年　6月 11 日 火 曜日　　　場　所　　N.C
調査員　　　T.S.　　　　　　　　担当作業　調理　（5人）
　　　　No. 1　　　　　　　　　　　No. 0

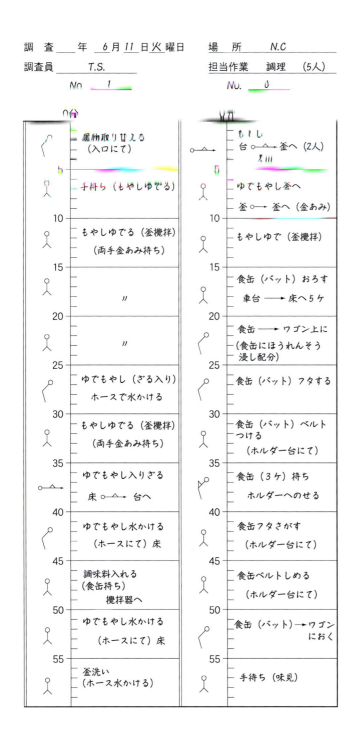

表 3-3 【記入例】

タイムスタディ集計表（1分計測用）

　　　年 6 月 20 日　　　会社名　　NE小学校
被調査者　No.3　W　　　調査員　　T. M.

時刻 作業名	1 7	2 8	3 9	4 10	5 11	6 12
身支度	5.0	1.0				0.3
休けい		48.8				36.0
○→ 用談		3.2	2.2	0.2		0.8
○→ トイレ		4.0				
パン箱積み下し		1.0				
○→ 歩行		0.3	0.4	0.5	2.1	1.6
○→3回 パンクラス配分（ツメテ○△→）		1.7	5.2			
パン空箱 ○△→ 5k 4回			2.2			
歩きながら後始末			1.3			
スパゲッティ取り出し			4.8			
○△→ 6回リフトに食器かご積みこみ			1.8			
○△→2k 7回リフトにパンケース積みこみ			1.4			
○△→2k ミルク箱カウンター出し 5回			2.2			
○→ ミルクビン整理			0.3			
包丁とり小走り			0.9			
包丁とぎ			1.0			
ひき肉 ○△→ 23k（2人）			1.0			
手洗い			0.2		0.2	
スパゲッティボイル（スパチュラ攪拌）			3.3	1.2		
スパゲッティようすみ（手待ち）			5.0		2.2	
調味料出し（ソース，ケチャップ）			1.0	1.4		
食器洗い						
トレー洗い						
○△→12k 7回食器かご消毒						
食缶消毒						
調理台洗い（ブラシ）						
計	5.0	60.0	60.0	60.0	60.0	60.0

拘束勤務時間 __495 分__　規定休憩時間 __45 分__　実働時間 __312分__　休憩時間 __170 分__
平均RMR __1.67__　実働率 __78.3%__　被験者体重 __51kg__　消費エネルギー __1046kcal__

7	8	9	10	11			
13	14	15	16		合計	RMR	RMR×t
1.0		2.4			9.7	0.4	3.9
55.0		2.0	10.0		151.8	0.4	60.7
					6.4	0.5	3.2
3.5					7.5	0.5	3.8
					1.0	3.0	3.0
	0.7	0.6			6.2	2.5	15.7
					7.1	2.5	17.8
					2.1	3.0	6.3
					0.9	2.5	2.3
					4.8	1.2	5.8
					1.8	5.0	9.0
					1.3	4.0	5.2
					1.8	5.0	9.0
					0.7	2.5	1.8
					1.1	2.5	2.8
					1.0	1.5	1.5
					1.0	3.0	3.0
0.2		3.7			4.6	1.2	5.5
					4.6	4.0	18.4
					8.7	0.7	6.1
					2.4	2.5	6.0
	6.3	21.6			27.9	2.0	55.8
	22.9	2.5			25.4	2.0	50.8
		10.5			10.5	6.0	63.0
		3.7			3.7	3.5	13.0
	0.5						
60.0	60.0	60.0	10.0		495.0		825.4

表 3-4 作業別 RMR（作業強度）一覧表

作業その他	RMR	内容	作業その他	RMR	内容
歩　行	1.6	50 m/分（ぶらぶら）	手待ち	0.4	
〃	1.8	60　〃　（ゆっくり）	用　談	0.4	立　位
〃	2.2	70　〃　（普通）	バケツ水まき	4.0	
〃	2.8	80　〃　（やや速め）	床掃除	2.5	デッキブラシ
〃	3.7	90　〃　（速め）	〃	2.5	ほうきではく
〃	4.7	100　〃　（かなり速い）	下水掃除	2.5	中かがみ，ブラシにて
かけ足	7.0	120　〃	水まき	2.5	ホースにて（立位）
小走り	6.0		配膳（調理）台みがき	2.5	スポンジにて
運　搬	3.1	0.5 kg/1 人	回転釜洗浄	2.5	タワシにて
〃	3.2	1.0　〃	流し洗浄	2.5	〃
〃	3.25	1.5　〃	揚物器洗浄	2.5	〃
〃	3.3	2.0　〃	炊飯バット洗浄	2.5	〃
〃	3.4	2.5　〃	まな板洗浄	2.0	〃
〃	3.5	3.0　〃	配膳（調理）台ふき	1.5	台布巾にて
〃	3.65	4.0　〃	配膳（調理）台水洗い	1.3	バケツにて
〃	3.8	5.0　〃	後片づけ	1.2	立　位
〃	4.0	6.0　〃	食堂整備	2.5	立歩き混合
〃	4.25	7.0　〃	釜の火つけ	0.5	かがみながら
〃	4.45	8.0　〃	ガスレンジ火つけ	0.2	立　位
〃	4.7	9.0　〃	包丁とぎ	2.0	立　位
〃	5.0	10.0　〃	食器整理	2.0	種類別に食器かごに入れる
〃	2.5	15.0 kg/2 人	冷蔵庫整理	2.0	冷蔵庫の中
〃	2.6	20.0　〃	食器洗浄	1.7	手洗い
〃	2.8	25.0　〃	食器消毒	3.5	熱湯の中に食器かごを入れ出す
〃	3.0	30.0　〃	器具洗浄（小）	1.2	タワシ，手洗い
身支度	0.4		〃　　（大）	2.0	〃
食事	0.4		器具消毒	3.5	1つのかごごと熱湯に入れ出す
休憩	0.2	座　位	油なべ洗い	2.4	タワシで手洗い
食事休憩	0.4		だいこん（にんじん）洗い	2.9	タワシでこする
休憩	0.4	立　位	キャベツ洗い	1.2	立位，包丁で1枚ずつはがす
〃	0.2	腰かけ	だいこん（にんじん）輪切り	1.5	12 回/10 秒
手洗い	1.0		キャベツせん切り	1.1	芯とり，せん切り包丁152回/秒
手ふき	0.4		洗　米	1.2	洗米機により（立位，中かがみ）
便　所	0.4		ご飯うつし	1.3	
水道栓ひねり	1.0		ご飯うつし	1.5	体を動かしながら

注）1分間基礎代謝　男 1.0 kcal　女 0.8 kcal　体重　男 59 kg　女 52 kg（20〜70歳の平均体重）

※給食作業の強度に RMR を使用する理由は前述（p.81）のとおりであるが，これに関する最近の文献はなく，作業別の数値も追加公表されていない．運動との比較等に使用する場合は，次の計算式により単位を変換する．METs ≒ 0.83 × RMR + 1

表3-4 つづき

作業その他	RMR	内容
ご飯盛付け	1.3	
おかず盛付り	1.3	
たまねぎ皮むき	1.2	
ピーラー操作	1.2	点検，スイッチ入れる
カッター操作	1.2	〃
じゃがいも芽とり	1.2	
卵割り	1.2	立位（手で割る）
油炒め	3.0	
マッシュポテト攪拌	5.5	片　手
メンチカツ材料混合	1.6	〃
使用油を缶に移す	1.2	両手で缶持ち
副食配合	3.0	食缶で大杓子にて配合
卵の泡立て	1.3	立　位
卵焼き	1.2	立　位
うどん（そば）盛付け	2.5	湯から上げて振る
調味料の攪拌	1.5	
おむすびつくり	1.2	
食品検収	1.0	立　位
回転釜のハンドル回し	1.3	
そば盛付け	2.5	湯から上げて振る
油揚げ切り	1.3	
皿を並べる	1.2	
空箱の整理	1.0	
果物切り	1.2	
たくあん切り	1.1	
はくさい漬け切り	1.1	
パン粉つけ	1.0	
小麦粉つけ	1.0	
電話をかける	0.4	立　位
計算事務	0.4	（腰かけ）電卓，パソコン
作業打ち合わせ	0.2	腰かけ
〃	0.4	立　位
記録をとる	1.5	歩きながら
〃	0.5	立　位
献立表を見る	0.4	立　位

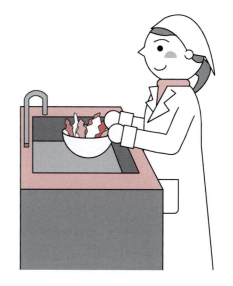

測定および調査

(5) 評　価
　a．作業量の適否
　　① 実働率，平均 RMR による方法
　　　　実働率(%)および平均 RMR の数値を判定基準曲線の上に配置し，曲線を上まわる位置になったときは労働量が多すぎると判定する．区分は1日の作業全体だけでなく，午前，午後の別，おもな調理作業ごとなどとして比較を行うこともできる(図 3-1)．

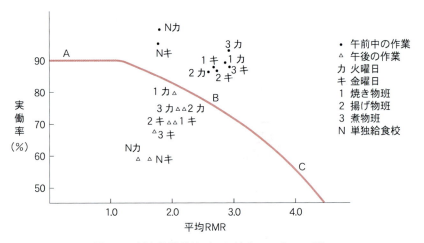

図 3-1　判定基準曲線（N 区給食センターの例）

　　② 消費エネルギーによる方法
　　　　タイムスタディの1分計測によって得た作業者の消費エネルギーを比較検討してみる．特別な担当内容などを除いて個人差があまり大きい場合は，不公平感の原因にもなるので作業内容を入れ替えるなどして調整する．
　b．作業時間配分
　　タイムスタディの5分計測の数値から調理作業ごとに作業者の人数と時間を集計し，図 3-2 のように表すことができる．これによって，調理作業全体の計画と照合して計画の適否を検討する．限られた時間，人材で実施するために人数の配分，時間の配分，作業の手順が適切であったか，変更するとすれば，どのような点が可能かを検討する資料とする．また，同じ条件であれば，再度の調査で適切な変更がなされたかの評価も可能である．

2 嗜好調査

(1) 目　的
　給食を実施するに当たって，利用者のニーズ調査の一環として嗜好傾向を把握しておくことは重要である．栄養面の充足を目標とした献立であっても，利用者の嗜好を満足させなければ，残菜量が増加するなど栄養管理面での給食の効果をあげることは

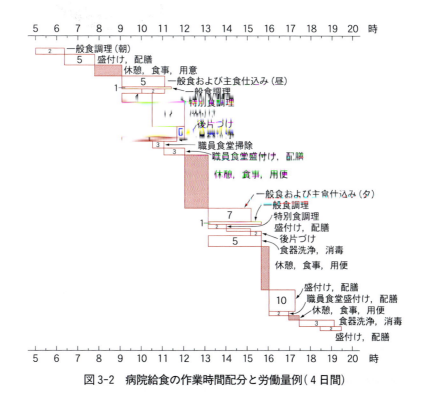

図3-2 病院給食の作業時間配分と労働量例（4日間）

できない．また，製品としての給食の品質が利用者にどのように評価されたかを的確に知らなければならない．その結果を次の給食の献立作成，調理法，調味法，サービス方法などの改善に活用していく．さらに，このことは経営管理面において，利用者数や売上金額を向上させるなど経済効果を高める点でも欠かせない．

課題を明確にして，調査のポイントを明確にすることが大切である．ほかの調査例をモデルにすることはできるが，そのときの目的にかなうものか十分に検討し，被調査者にとって負担が少なく調査効率のよい方法を選ぶ必要がある．

(2) 調査方法
a．利用者のニーズ評価のための嗜好調査

給食を実施する前に利用者の嗜好を知る方法の例をあげる．

嗜好の程度を知るのに，好き○，嫌い×，好きでも嫌いでもない△などを記入させる簡単なものから，5点法，7点法，9点法などによって嗜好を数量的に把握する方法がある（図3-3）．

① 食品の嗜好度

食品について，どのような食品が好まれているか，あるいは嫌われているかを知る方法である．給食でよく利用する主材料などをとりあげることが多い．

② 料理・調理法別の嗜好度

料理について，たとえば，主食・主菜・副菜の別，あるいは主材料や調理法別にその嗜好度をたずねる．給食で実施することの多い料理や，これから開発しようとするねらいのある料理などをとりあげる．料理名からは内容が理解さ

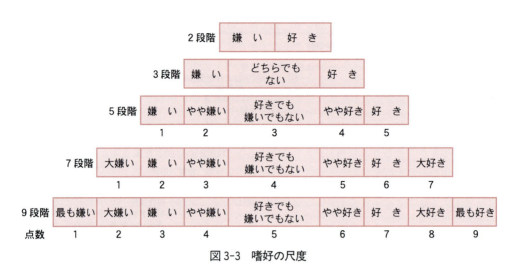

図 3-3　嗜好の尺度

表 3-5　料理・調理法に関する嗜好調査例

下記の料理および主材料について，あなたの最も好きなものに◎，好きなものに○をつけてください．

料理の種類	主材料	豚肉	鶏肉	魚	豆，豆腐など
煮もの	煮つけ，煮込み			◎	○
	シチューなど	○	○		
焼きもの	塩焼き，つけ焼きなど		○		
	ホイル焼き			○	
炒めもの	野菜との炒めもの	○			
揚げもの	から揚げ		◎		
	フライ	◎		○	
汁もの	みそ，しょうゆ味	○			◎
	スープ		○		

れにくいものもあるので，男性や若年者など，対象者によって内容がわかるような表現，説明が必要である（表3-5）．

③ S.D. 法によるイメージ調査（Semantic Differentials）

　食品あるいは料理のイメージによって嗜好も左右されるので，イメージを数量的に測定するS.D.法が用いられている．相対する刺激語には感覚的にわかりやすい形容詞を用いるが，類似のものはさけ，変化に富むものを選ぶほうがよい．尺度の目盛りは7段階のものが多く用いられ，線で結んでイメージのプロフィールを描く（図3-4）．

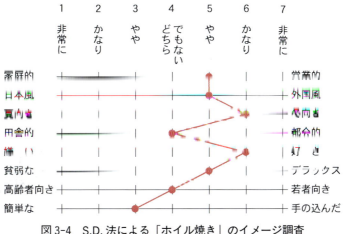

図3-4 S.D.法による「ホイル焼き」のイメージ調査

④ 料理の給食出現頻度調査

1か月または1週間に給食する希望回数を調べて，料理の好まれている程度を知ろうとする方法である（表3-6）．

表3-6 料理の実施希望回数調査例（冬季）
以下の料理について，あなたが食べてもよいと思う回数を教えてください．

料理名	毎日	週に2回	週に1回	月に2回	月に1回	特に希望なし
炊き込みご飯				○		
丼もの			○			
スパゲッティ					○	
パン（バターロール）						○
豚汁				○		
かき玉汁				○		
ハンバーグステーキ					○	
豚カツ					○	
グラタン				○		
焼き肉			○			
魚の塩焼き				○		
肉野菜炒め					○	
肉じゃが				○		
大豆五目煮					○	
お浸し（ほうれんそうなど）		○				
煮浸し（こまつななど）			○			
生野菜サラダ		○				
酢のもの					○	
きんぴらごぼう				○		
即席漬け		○				

⑤ その他の調査
　　一品料理の種類，主菜と副菜の組み合わせ，みそ汁の具，漬け物などの小づけの種類，飲み物の種類，サービス方法も含めた食事環境を含めての満足感などについて調査を行う．そのほか，独自の課題について調査することができる．

b．給食の品質評価のための満足度調査

ニーズ調査で好ましいと評価された料理を含め，実際に提供した料理の外観やおいしさ，食事としての満足感などを的確に把握する（表3-7, 8）．

① 分量の評価 —— 主食，主菜，副菜，汁，デザートまたは給食全体の量に対する評価について調べる．

② 調味法の評価 —— 調味について濃度，味わい，ほかとのバランスなどをたずねるが，「よい，悪い」だけでなく，程度を調べることもできる．

③ その他の評価 —— ご飯の炊き方，盛付け，色彩り，料理の組み合わせ，サービス，食事環境など，あるいはそれらを総合した評価について調べ，今後の給食の改善に生かしていく．

表3-7　料理別満足度調査例（品質評価）

本日のメニュー，お出ししたそれぞれの料理について，ご意見をきかせてください．あてはまるものに○をつけてください．

◆主菜◆
＜豆腐ハンバーグ＞について

分量について	少ない	やや少ない	ちょうどよい	やや多い	多い
味について	悪い	よくない	ちょうどよい	よい	とてもよい
見た目について	悪い	よくない	ちょうどよい	よい	とてもよい

◆副菜◆
＜小松菜となめこの和えもの＞について

分量について	少ない	やや少ない	ちょうどよい	やや多い	多い
味について	悪い	よくない	ちょうどよい	よい	とてもよい
見た目について	悪い	よくない	ちょうどよい	よい	とてもよい

ありがとうございました．

表 3-8　学内給食満足度調査例

本日は給食をご利用いただきありがとうございました．
本日の給食はいかがでしたか？　今後の更なる役立てるため，皆さんにご意見
をお伺いしたいと思います．回答のご協力をお願いいたします．

あなたご自身のことについて教えてください．
　　　　　　　性別（男・女）　　教職員・卒年（1学年・2学年・3学年・4学年）

A．該当するところに○印をつけてください．

献立＼評価	たいへんおいしい	まあまあおいしい	ふつう	あまりおいしくない	おいしくない	その他のご意見
白　飯						
ヒレカツ　付：せんキャベツ，トマト						
ほうれん草お浸し						
大根のみそ汁						
牛乳かん						

B．料理の組み合わせはいかがですか．
　　1．たいへんよい　2．まあまあよい　3．ふつう　4．あまりよくない　5．よくない

C．全体の量はいかがですか．
　　1．多い　2．やや多い　3．ふつう　4．やや少ない　5．少ない

D．汁ものの温度は適切でしたか．
　　1．ちょうどよい　2．まあまあ　3．ふつう　4．ぬるい　5．冷めている

E．食堂に入ってから着席までの時間はどうでしたか．
　　1．待ち時間はなかった　2．ほとんど待たなかった　3．少し待った　4．かなり待った
　　5．とても長く待った

F．食堂の雰囲気はいかがですか．
　　1．たいへんよい　2．まあまあよい　3．ふつう　4．あまりよくない　5．よくない

G．食堂サービスの対応はいかがですか．
　　1．たいへんよい　2．まあまあよい　3．ふつう　4．あまりよくない　5．よくない

H．その他お気づきの点がありましたら，ご記入ください．

　　　　　　　　　　　　　　　　　　　　　　　　　　　ご協力ありがとうございました．

測定および調査

3 衛生管理状態調査

(1) 目　的

衛生的で安全な食事の提供は，給食において最優先される要件の１つであり，２章で示したとおりHACCPの概念に基づいた衛生管理を行わなければならない．その際，食品，調理機器などの衛生状態を知ることは，重要管理点の特定，管理目標や基準の設定，具体的な改善方法の決定，改善後の経過・成果の評価に役立つ．さらに，その結果を教材として利用することで調理従事者の衛生管理意識の向上に結びつく．

ここでは，実習のなかでも実施しやすい簡便な方法を紹介する．

(2) 個人衛生状況調査

a．服装，身支度など

実習を始めるに当たっての衛生チェック表(帳票-p.43)を用いて，実習班ごと，実習日ごとの集計を行う．不備が多くみられる点，たとえば，頭髪が完全におおわれていないなどがある場合，結果を用いて行ったミーティングや実施した衛生教育と，その後の経緯を追うことによって改善の成果を確認する．

b．手洗い状況調査

調理作業者の手洗い回数，手洗い状況をチェックする．手洗いマニュアルのポイントであるタイミングや洗い方(p.52, 53参照)などが守られているか，手洗い調査表(表3-9)を作成して観察によりチェックする．個人ごとに回数で実施状況の概要を把握できるほかに，手洗いが頻繁に行われる時間帯と，そうでない時間帯があることなどが確認できる．たとえば，仕上げから盛付けの差し迫った時間帯に手洗いが省略される場合があるなど，集計結果から把握できる．

さらに，作業役割表(タイムスタディを実施している場合はその記録表)と照合し，作業の工程で適正に手洗いができていたかを個別に確認することが可能である．たとえば，扱う食品が変わったり，作業の種類が変わるときに手洗いができているかなどの事例研究に適用してもよい．複数の調査結果から，手洗いが省略されがちな作業工程の有無や特徴について考察することもできる．

(3) 設備・器具等衛生状況調査

a．スタンプ式微生物検査

器具，培地調製などの事前準備が不要であり，汚染の実態や消毒の効果などが肉眼で確認できる点が優れている．しかしこの方法は，表面が平滑なものの検査には適しているが，表面が凹凸であるもの，たとえばまな板の傷の内部や複雑な構造の器具などの検査には適していない．さらに，メーカーによって種類や使用方法に多少の差異がある点を考慮する(図3-5, 6)．

　① 検査方法(標準寒天培地の場合)

　　1．シャーレの蓋をはずし，培地面を検査材料の表面に軽く押しつける．
　　2．再び蓋をして，蓋に検査材料，検査時刻などを書く．

表3-9 手洗い調査表例

個人ID	担 当	手洗い開始時刻	手洗い時間(ストップウォッチを使って計測)	手洗いチェック項目						
				石ケンを使ったか	指の間まで洗ったか	ブラシを使って爪の間を洗ったか	ひじまで洗ったか	石ケンをよく洗い流したか	使い捨てペーパータオル等でふいたか	消毒用アルコールをよくすりこんだか
A 01	上 巻	9:00	1'01"	○	○	×	○	○	○	×
		9:25	2'02"	○	○	○	○	○	○	
		以下省略								
A 02	デザート	9:21	1'34"	○	○	×	○	○	○	○
		10:05	1'45"	○	×	○	○	○	○	×
		以下省略								
A 03	衛生管理	9:17	2'34"	○	○	○	○	○	○	○
		10:12	0'56"	○	×	×	×	○	○	○
		以下省略								

3．35〜37℃のふ卵機にシャーレの蓋を下にして入れ，24〜48時間培養する．
4．ふ卵機から出して発育した集落を数え，単位当たり(培地の表面積としての20 cm²など)のコロニー数を数える．
5．検査後は利用指示書に従って衛生的に廃棄する．

② 検査対象

まな板，調理器具，エプロン，食品自体や包装，調理台，カウンター台，手指などについて使用前，使用後，洗浄後，消毒・殺菌後などの時点で検査する．

③ 結果の判定

培地表面積の数を比較することによって，一般生菌の有無，使用前後の菌数増減の比較ができる．

たとえば，使用直後のまな板の衛生状態が，洗浄と消毒の効果によってどのように変化するかなど実感することができる．洗浄の方法による違いなどが比較可能である．また，扱う食品の種類によっても菌数の多少，汚染度が異なることを確認できる．特定の菌(大腸菌，サルモネラ，ブドウ球菌など)の有無を判定する場合は，培地の種類を選択して行う．

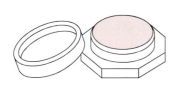

図3-5 スタンプ式微生物検査培地
(フードスタンプ)

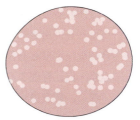

標準寒天培地
(35℃ 24時間後)

図3-6 スタンプ式検査培地を用いた検査の例
(フードスタンプ)

b．食器洗浄残留物調査

食器の衛生状態判定ならびに洗浄作業の効率，食器の保守管理の側面からの評価として行う．次の方法で発色した部分が洗浄の不十分な部分であり，有無を判定すると同時に部位，面積を確認する．

① 脂肪分残留テスト

試薬：0.1％オイルレッドアルコール液または0.1％クルクミンアルコール溶液[1]．

テスト方法：食器表面に試薬を2〜3 ml 入れ，食器を回しながら内表面全面に均質に検査液をいきわたらせ，2〜3分放置したのち，流水で静かに洗い流す．

呈色反応：脂肪分の残留物が試薬液の色を呈する．クルクミンアルコール液の場合は，暗所での紫外線照射で黄緑色または蛍光を発し，有色合成樹脂食器など肉眼で判定困難な場合の残留物の検出が容易になる．

② でん粉残留テスト

試薬：ヨウ素試液[2]．

テスト方法：食器表面に試薬を2〜3 ml 入れ，食器を回しながら内表面全面に均質に検査液をいきわたらせ，2〜3分放置したのち，流水で静かに洗い流す．

呈色反応：でん粉性の残留物がある場合，藍色または青色に呈色する．

③ たんぱく質残留テスト

試薬：0.2％ニンヒドリンブタノール溶液[3]．

テスト方法：食器に検査液を5 ml 入れ，食器を回しながら内表面全面に十分にいきわたらせ，検査液を蒸発皿に移し湯煎する．

呈色反応：残留物が含まれる場合，紫色を呈色する．

4 疲労調査

安全で効率よく作業を進めることは，衛生的で良質な食事の提供に欠かせない条件である．作業管理の側面から給食業務の従事者（主として調理業務）の疲労度は作業の種類，強度や時間，労働環境が適正であるかどうかに深くかかわっており，疲労度を的確に把握することによって事故防止や作業効率の改善につなげることができる．

身体の疲労度をできるだけ正確に把握するためには，身体計測や血液の生化学的検査などを併用することが考えられるが，疲労感は精神的な緊張感などを含む心身の総合的な反応でもあり，現実的には，簡便で繰り返し実施できる，また，当事者が自己点検・自己管理することが望ましい．

次に，疲労自覚症をチェックする方法を紹介する．

---

[1] クルクミン1 gをエタノールに溶解して1,000 ml とする．
[2] ヨードチンキ3倍液，あるいはヨウ化カリウム20 gを50〜100 ml の水に溶かし，これにヨウ素約12.5 gを加えて溶解後，水を加えて1,000 ml とする．
[3] 水飽和 n-ブタノールにニンヒドリンを0.2％の割合で溶解する．

(1) 調査方法

疲労自覚症調査用紙(表3-10)を用いて行う．作業前と作業後に行い比較する．

表3-10 疲労自覚症調査例

該当するところに○をつけてください

班／番号（　　　）

実施日　　年　　月　　日　　　　担当作業（　　　　　　）

作業場所（厨房・食堂）

		項　　目	作業前	作業後
I	1	ねむい		
	2	横になりたい		
	3	あくびがでる		
	4	やる気がとぼしい		
	5	全身がだるい		
II	6	不安な感じがする		
	7	ゆううつな気分だ		
	8	おちつかない気分だ		
	9	いらいらする		
	10	考えがまとまりにくい		
III	11	頭が痛い		
	12	頭がおもい		
	13	気分がわるい		
	14	頭がぼんやりする		
	15	めまいがする		
IV	16	腕がだるい		
	17	腰が痛い		
	18	手や指が痛い		
	19	足がだるい		
	20	肩がこる		
V	21	目がしょぼつく		
	22	目がつかれる		
	23	目が痛い		
	24	目がかわく		
	25	ものがぼやける		

作業前に

1. 今朝の体調はどうですか？
   良好　　㋫まずまず良好㋭　　やや不調　　不調
   「やや不調・不調」と答えた人は，その原因は？
   病気（　　　　　　　）　睡眠不足　その他（　　　　　）
2. 昨晩の睡眠時間は何時間でしたか？　（　5　時間　30　分）
3. 朝食を食べてきましたか　　　　　（㋫はい㋭・いいえ）

測定および調査

(2) 結果の集計と評価

25項目中の訴え数（○の数）を数える．疲労の上限値が定まっているわけではないが，作業前後での疲労度の高まり，または外気温など作業環境や作業の種類とのかかわりで疲労度が異なることなどを確認できる．さらに，作業の習熟（実習経験を重ねて理解度や実践力が高まる）によって疲労感が軽減することもわかる．

K短大における学内実習の例をみると，実習前はいずれの時期でも平均訴え数が1程度であるが，実習後は初回で5程度，2回目以降は3〜4程度にとどまる．

個人別にみて，とくに訴え数の高い者には十分な休養など健康管理への配慮を促す．また，結果を生かして作業中の休憩や給水を行う，高熱環境の作業を短時間ローテーションにするなど，作業改善につなげることが重要である．さらに，日常の睡眠や食事など健康自己管理の重要性に気づくための項目を併せて配置することが望ましい．

5 目測量調査

(1) 目　的

栄養士にとって食物の重量・容量を的確に把握する能力は，献立の立案や食材料管理，食事調査，栄養教育などあらゆる場面で必要となる．食品成分表や参考資料を用いて食材料や料理の概量に関する知識を習得するとともに，実際の食品や料理の目測を重ねるなかで，より実践的な目測能力を養うことができる．

(2) 料理の目測量調査

a．料理を構成する食材料の目測【帳票-p.74，75に記入】

① 調査方法 ── 被験者は，でき上がった料理をみて，料理名，食品名とその目測量を記入する．

② 結果の評価 ── 記入後，献立表の純使用量（使用量）と照らし合わせる．誤差の大きいものについては原因を検討する．

食材が加熱や調味による脱水などの影響を受けて，どのような形状やボリューム，重量変化をとげるのか，その特徴をとらえていくこと，利用頻度の高い基本的な料理について1人分概量，調味％などを併せて覚えることができればなお望ましい．

b．盛付け量の目測

① 調査方法 ── 盛付け量の決定した料理（個数ではなく重量で盛付ける料理）のサンプルをつくり，それを基準に目測で盛付けをする．任意の10個，あるいは20個をサンプリングし，個別重量ならびに全重量を計測する．

② 結果の評価 ── 個別の盛付け量および全個数の平均盛付け量を求め，個々のばらつきを記録し，また，平均値を盛付け目安量と比較して目測量に間違いがないか確認する．

たとえば，盛付けを始めてからの10個と盛付け終了近くの10個の平均値を比べ，作業の正確さ，習熟の経過について確認することもできる．

c．食材料の目測力調査
① 調査方法──給食実習でもっともよく利用する食材料数種を数セット用意し，この重量を目測し，記録する．
② 結果の評価──実際の重量を計量し，比較し，目測の困難な食品を確認する．食品の種類から，豆腐や卵など形や大きさが規格によってほぼ一定のもの，あるいは，じゃがいものような丸いものや，にんじんのような細長い形状で質感の均一なものは，基準となるものの形状と重量を知ることによって，はかりもりを推測しやすい．一方，キャベツやほうれんそうなど表面積が大きく，重なりのある形状，1束の大きさが一定でないものは目測にある程度の熟練を要する．自分の不得意なタイプについて，日常での計量を心がけることも有意義である．

6 各種帳票（記録）を利用した調査

　給食実務に伴いさまざまな記録，帳票類が作成される．これらは実施の記録であるとともに，各管理過程における目標や計画を改訂・改善する資料として重要である．また，実習においては学習の成果を確かめる点でも有用である．記録，帳票類を用いて，さまざまな視点から調査，検討を加えることが可能である．一般論として学習してきたことを体験的に検証する機会にもなる．

　実習期間をとおしての変化，手法による差異を知ることや，蓄積した過去のデータや一般的に用いられる標準値との比較から原因を考察することなどができる．

　次に各種帳票の例を示す．

(1) 食物について

　出現メニューの種類や頻度を解析し，食べる立場（利用者の嗜好調査など），作る立場（作業記録，評価）などを総合して，献立計画の資料とする．

　食材料原価については，総額として適切であったかを評価するだけでなく，たとえば，主菜の主材料別や料理の組み合わせ（丼，皿ものの有無など）による差異を知ることや，特定の食品について季節変動や購入形態（生鮮食品か加工品かなど）による差異を知ることもできる．

　廃棄率の記録からは，下調理での機械使用の有無，利用目的に応じた切り方の違いによる差異，食品成分表との比較から大量調理の特性を知ることなどが可能である．作業者別に，廃棄部分の認識の違いをチェックし，作業マニュアルの標準化に生かすこともできる．

(2) つくる立場の人間，環境条件について

　作業役割表とタイムスタディの組み合わせによる複数メニューの記録の比較から，たとえば，主菜の主材料や調理法による下調理と加熱調理の作業工程の多さ，要する作業量と時間の違いなどを検討したり，計画と実施の誤差が大きい作業工程をみつけることなどにより，調理作業の標準化と適正な計画立案のための資料とすることがで

きる．

　蓄積された作業前の衛生チェック，手洗いの頻度調査，けがの発生頻度，疲労自覚症状調査，作業環境としての気温や湿度の記録などを総合して，作業条件と衛生・安全環境の保持状況とのかかわりを知ることができ，作業者の衛生意識の向上や作業の習熟の度合いを確認し，これらを作業マニュアルに反映させることができる．

4 給食マネジメント実習のまとめ

　給食マネジメント実習をとおして，目的が理解でき，目標が達成できたかを確認する．この実習の目的は，給食を経営管理するマネジメントの項目を理解して，運営上必要な技術を修得し，さらに，特定給食での栄養士のあり方を学ぶことである．
　もう一度全体をふり返って，自分自身の評価（自己評価）を行うとともに，この実習で何をつかむことができたか，しっかりとまとめを行う．

1 自己評価

給食マネジメント実習を終えて，あなた自身について評価してみよう。【帳票-p.76 に記入】

表 4-1　自己チェック表

目　　標	自己評価	反省・新たな目標
1．給食経営管理の目的が理解できましたか	5・4・3・2・1	
2．給食運営の流れがわかりましたか	5・4・3・2・1	
3．「食べる」立場の人のことを考えて栄養・食事計画を立てることができましたか	5・4・3・2・1	
4．給与栄養目標量，食品構成など数値の意味を理解して適正に利用することができましたか	5・4・3・2・1	
5．試作を生かして，利用者にも作業者にも好ましい献立を決定し，作業計画を立てることができましたか	5・4・3・2・1	
6．作業計画に従った，適切な調理作業，盛付け，配膳作業ができましたか	5・4・3・2・1	
7．身なりの準備，手洗い，衛生的な食物の扱い，保存などに十分配慮できましたか	5・4・3・2・1	
8．けがや火傷のない安全な作業を心がけることができましたか	5・4・3・2・1	
9．発注や検収，在庫管理など，帳票に正確な記述，記録ができましたか　　適切にファイル，保管できましたか	5・4・3・2・1	
10．大量調理の特性がわかりましたか	5・4・3・2・1	
11．対象者にふさわしい栄養教育ができましたか	5・4・3・2・1	
12．各種の記録を生かして，作業工程や製品としての給食の評価をすることができましたか	5・4・3・2・1	
13．食材料や水，ガス，備品などを効率よく無駄なく使い，コストの節減を意識しながら給食をつくることができましたか	5・4・3・2・1	
14．全体をとおして利用者に喜んでもらえる給食を提供することができましたか	5・4・3・2・1	
15．実習をとおして，相互の理解，情報の共有，作業の協力などに配慮することができましたか	5・4・3・2・1	

5：よくできた　　4：かなりできた　　3：少しできた　　2：あまりできなかった　　1：ほとんどできなかった

2 まとめ

参 考 文 献

1) 酒井一博：日本産業衛生学会産業疲労研究会撰「自覚症しらべ」の改訂作業2002，労働の科学，57(5)：295〜298，2002
2) 城　憲秀：新版「自覚症しらべ」の提案と改訂作業経過，労働の科学，57(5)：299〜304，2002
3) 井谷　徹：新版「自覚症しらべ」の活用法，労働の科学，57(5)：305〜308，2002
4) 山本理江：新版「自覚症しらべ」の現場応用，労働の科学，57(5)：309〜312，2002
5) 山本妙子，渡邉拓美：給食管理実習における安全管理－疲労自覚症状からみた学生の疲労度について－，神奈川県立栄養短期大学紀要，27：31〜37，1995
6) 渡邉拓美，山本妙子：食品重量の目測力について，神奈川県立栄養短期大学紀要，29：19〜25，1997
7) 渡邉拓美，山本妙子：食品重量の目測力について（2），神奈川県立栄養短期大学紀要，31：1〜7，1999
8) 金子精一　ほか：図解食品衛生学実験，講談社サイエンティフィク，1994
9) 鈴木久乃，太田和枝，殿塚婦美子 編著：給食管理，第一出版，2010
10) 髙木和男　ほか：給食管理実習書，学建書院，2002

付　表

付表1　　　目標とするBMIの範囲
（参考表）　推定エネルギー必要量
付表2　　　給食計画等で活用する際に考慮すべき栄養素の食事摂取基準
　　　　　　・たんぱく質
　　　　　　・脂質
　　　　　　・炭水化物
　　　　　　・食物繊維
　　　　　　・ビタミンA
　　　　　　・ビタミンB_1
　　　　　　・ビタミンB_2
　　　　　　・ビタミンC
　　　　　　・ナトリウム
　　　　　　・カルシウム
　　　　　　・鉄
付表3　　　食品類別荷重平均栄養成分表
付表4　　　食品分類表（事業所用・東京都）

付表1 目標とするBMIの範囲（18歳以上）[1,2]

年齢（歳）	目標とするBMI（kg/m²）
18～49	18.5～24.9
50～69	20.0～24.9
70以上	21.5～24.9[3]

[1] 男女共通．あくまでも参考として使用すべきである．
[2] 観察疫学研究において報告された総死亡率が最も低かったBMIを基に，疾患別の発症率とBMIとの関連，死因とBMIとの関連，日本人のBMIの実態に配慮し，総合的に判断し目標とする範囲を設定．
[3] 70歳以上では，総死亡率が最も低かったBMIと実態との乖離が見られるため，虚弱の予防及び生活習慣病の予防の両者に配慮する必要があることも踏まえ，当面目標とするBMIの範囲を21.5～24.9とした．

（参考表） 推定エネルギー必要量

年齢等	推定エネルギー必要量（kcal/日）					
	男性			女性		
身体活動レベル[1]	I	II	III	I	II	III
0～5（月）	—	550	—	—	500	—
6～8（月）	—	650	—	—	600	—
9～11（月）	—	700	—	—	650	—
1～2（歳）	—	950	—	—	900	—
3～5（歳）	—	1,300	—	—	1,250	—
6～7（歳）	1,350	1,550	1,750	1,250	1,450	1,650
8～9（歳）	1,600	1,850	2,100	1,500	1,700	1,900
10～11（歳）	1,950	2,250	2,500	1,850	2,100	2,350
12～14（歳）	2,300	2,600	2,900	2,150	2,400	2,700
15～17（歳）	2,500	2,850	3,150	2,050	2,300	2,550
18～29（歳）	2,300	2,650	3,050	1,650	1,950	2,200
30～49（歳）	2,300	2,650	3,050	1,750	2,000	2,300
50～69（歳）	2,100	2,450	2,800	1,650	1,900	2,200
70以上（歳）[2]	1,850	2,200	2,500	1,500	1,750	2,000
妊婦（付加量）[3] 初期				+50	+50	+50
中期				+250	+250	+250
後期				+450	+450	+450
授乳婦（付加量）				+350	+350	+350

[1] 身体活動レベルは，低い，ふつう，高いの3つのレベルとして，それぞれI，II，IIIで示した．
[2] 主として70～75歳ならびに自由な生活を営んでいる対象者に基づく報告から算定した．
[3] 妊婦個々の体格や妊娠中の体重増加量，胎児の発育状況の評価を行うことが必要である．
注1：活用に当たっては，食事摂取状況のアセスメント，体重及びBMIの把握を行い，エネルギーの過不足は，体重の変化またはBMIを用いて評価すること．
注2：身体活動レベルIの場合，少ないエネルギー消費量に見合った少ないエネルギー摂取量を維持することになるため，健康の保持・増進の観点からは，身体活動量を増加させる必要があること．

付表2 給食計画等で活用する際に考慮すべき栄養素の食事摂取基準

年齢等	たんぱく質（推定平均必要量，推奨量，目安量：g/日，目標量（中央値）：%エネルギー）							
	男性				女性			
	推定平均必要量	推奨量	目安量	目標量[1]（中央値[2]）	推定平均必要量	推奨量	目安量	目標量[1]（中央値[2]）
0～5（月）*	—	—	10	—	—	—	10	—
6～8（月）*	—	—	15	—	—	—	15	—
9～11（月）*	—	—	25	—	—	—	25	—
1～2（歳）	15	20	—	13～20(16.5)	15	20	—	13～20(16.5)
3～5（歳）	20	25	—	13～20(16.5)	20	25	—	13～20(16.5)
6～7（歳）	25	35	—	13～20(16.5)	25	30	—	13～20(16.5)
8～9（歳）	35	40	—	13～20(16.5)	30	40	—	13～20(16.5)
10～11（歳）	40	50	—	13～20(16.5)	40	50	—	13～20(16.5)
12～14（歳）	50	60	—	13～20(16.5)	45	55	—	13～20(16.5)
15～17（歳）	50	65	—	13～20(16.5)	45	55	—	13～20(16.5)
18～29（歳）	50	60	—	13～20(16.5)	40	50	—	13～20(16.5)
30～49（歳）	50	60	—	13～20(16.5)	40	50	—	13～20(16.5)
50～69（歳）	50	60	—	13～20(16.5)	40	50	—	13～20(16.5)
70以上（歳）	50	60	—	13～20(16.5)	40	50	—	13～20(16.5)
妊婦（付加量）初期					+0	+0		
中期					+5	+10		
後期					+20	+25		
授乳婦（付加量）					+15	+20	—	—

*乳児の目安量は，母乳栄養児の値である．
[1] 範囲については，おおむねの値を示したものである．
[2] 中央値は，範囲の中央値を示したものであり，最も望ましい値を示すものではない．

年齢等	脂質（脂肪エネルギー比率：％エネルギー）				炭水化物（％エネルギー）		食物繊維（g/日）	
	男性		女性		男性	女性	男性	女性
	目安量	目標量[1]（中央値[2]）	目安量	目標量[1]（中央値[2]）	目標量[1,3]（中央値[2]）	目標量[1,3]（中央値[2]）	目標量	目標量
0〜5（月）	50	—	50	—	—	—	—	—
6〜11（月）	40	—	40	—	—	—	—	—
1〜2（歳）	—	20〜30(25)	—	20〜30(25)	50〜65(57.5)	50〜65(57.5)	—	—
3〜5（歳）	—	20〜30(25)	—	20〜30(25)	50〜65(57.5)	50〜65(57.5)	—	—
6〜7（歳）	—	20〜30(25)	—	20〜30(25)	50〜65(57.5)	50〜65(57.5)	11以上	10以上
8〜9（歳）	—	20〜30(25)	—	20〜30(25)	50〜65(57.5)	50〜65(57.5)	12以上	12以上
10〜11（歳）	—	20〜30(25)	—	20〜30(25)	50〜65(57.5)	50〜65(57.5)	13以上	13以上
12〜14（歳）	—	20〜30(25)	—	20〜30(25)	50〜65(57.5)	50〜65(57.5)	17以上	16以上
15〜17（歳）	—	20〜30(25)	—	20〜30(25)	50〜65(57.5)	50〜65(57.5)	19以上	17以上
18〜29（歳）	—	20〜30(25)	—	20〜30(25)	50〜65(57.5)	50〜65(57.5)	20以上	18以上
30〜49（歳）	—	20〜30(25)	—	20〜30(25)	50〜65(57.5)	50〜65(57.5)	20以上	18以上
50〜69（歳）	—	20〜30(25)	—	20〜30(25)	50〜65(57.5)	50〜65(57.5)	20以上	18以上
70以上（歳）	—	20〜30(25)	—	20〜30(25)	50〜65(57.5)	50〜65(57.5)	19以上	17以上
妊婦			—	—		—		—
授乳婦			—	—		—		—

[1] 範囲については，おおむねの値を示したものである．
[2] 中央値は，範囲の中央値を示したものであり，最も望ましい値を示すものではない．
[3] アルコールを含む．ただし，アルコールの摂取を勧めるものではない．

年齢等	ビタミンA（μgRAE/日）[1]							
	男性				女性			
	推定平均必要量[2]	推奨量[2]	目安量[3]	耐容上限量[3]	推定平均必要量[2]	推奨量[2]	目安量[3]	耐容上限量[3]
0〜5（月）	—	—	300	600	—	—	300	600
6〜11（月）	—	—	400	600	—	—	400	600
1〜2（歳）	300	400	—	600	250	350	—	600
3〜5（歳）	350	500	—	700	300	400	—	700
6〜7（歳）	300	450	—	900	300	400	—	900
8〜9（歳）	350	500	—	1,200	350	500	—	1,200
10〜11（歳）	450	600	—	1,500	400	600	—	1,500
12〜14（歳）	550	800	—	2,100	500	700	—	2,100
15〜17（歳）	650	900	—	2,600	500	650	—	2,600
18〜29（歳）	600	850	—	2,700	450	650	—	2,700
30〜49（歳）	650	900	—	2,700	500	700	—	2,700
50〜69（歳）	600	850	—	2,700	500	700	—	2,700
70以上（歳）	550	800	—	2,700	450	650	—	2,700
妊婦（付加量）初期					+0	+0	—	—
中期					+0	+0	—	—
後期					+60	+80	—	—
授乳婦（付加量）					+300	+450	—	—

[1] レチノール活性当量(μgRAE)
＝レチノール(μg)＋β-カロテン(μg)×1/12＋α-カロテン(μg)×1/24
＋β-クリプトキサンチン(μg)×1/24＋その他のプロビタミンAカロテノイド(μg)×1/24
[2] プロビタミンAカロテノイドを含む．
[3] プロビタミンAカロテノイドを含まない．

年齢等	ビタミンB_1（mg/日）[1]						ビタミンB_2（mg/日）[1]					
	男性			女性			男性			女性		
	推定平均必要量	推奨量	目安量	推定平均必要量	推奨量	目安量	推定平均必要量	推奨量	目安量	推定平均必要量	推奨量	目安量
0〜5（月）	—	—	0.1	—	—	0.1	—	—	0.3	—	—	0.3
6〜11（月）	—	—	0.2	—	—	0.2	—	—	0.4	—	—	0.4
1〜2（歳）	0.4	0.5	—	0.4	0.5	—	0.5	0.6	—	0.5	0.5	—
3〜5（歳）	0.6	0.7	—	0.6	0.7	—	0.7	0.8	—	0.6	0.8	—
6〜7（歳）	0.7	0.8	—	0.7	0.8	—	0.8	0.9	—	0.7	0.9	—
8〜9（歳）	0.8	1.0	—	0.8	0.9	—	0.9	1.1	—	0.9	1.0	—
10〜11（歳）	1.0	1.2	—	0.9	1.1	—	1.1	1.4	—	1.1	1.3	—
12〜14（歳）	1.2	1.4	—	1.1	1.3	—	1.3	1.6	—	1.2	1.4	—
15〜17（歳）	1.3	1.5	—	1.0	1.2	—	1.4	1.7	—	1.2	1.4	—
18〜29（歳）	1.2	1.4	—	0.9	1.1	—	1.3	1.6	—	1.0	1.2	—
30〜49（歳）	1.2	1.4	—	0.9	1.1	—	1.3	1.6	—	1.0	1.2	—
50〜69（歳）	1.1	1.3	—	0.9	1.0	—	1.2	1.5	—	1.0	1.1	—
70以上（歳）	1.0	1.2	—	0.8	0.9	—	1.1	1.3	—	0.9	1.1	—
妊婦（付加量）				+0.2	+0.2	—				+0.2	+0.3	—
授乳婦（付加量）				+0.2	+0.2	—				+0.5	+0.6	—

[1] 身体活動レベルIIの推定エネルギー必要量を用いて算定した．
特記事項：推定平均必要量は，ビタミンB_1の欠乏症である脚気を予防するに足る最小必要量からではなく，尿中にビタミンB_1の排泄量が増大し始める摂取量（体内飽和量）から算定．
特記事項：推定平均必要量は，ビタミンB_2の欠乏症である口唇炎，口角炎，舌炎などの皮膚炎を予防するに足る最小摂取量から求めた値ではなく，尿中にビタミンB_2の排泄量が増大し始める摂取量（体内飽和量）から算定．

年齢等	ビタミンC (mg/日)					
	男性			女性		
	推定平均必要量	推奨量	目安量	推定平均必要量	推奨量	目安量
0～5（月）	—	—	40	—	—	40
6～11（月）	—	—	40	—	—	40
1～2（歳）	30	35	—	30	35	—
3～5（歳）	35	40	—	35	40	—
6～7（歳）	45	55	—	45	55	—
8～9（歳）	50	60	—	50	60	—
10～11（歳）	60	75	—	60	75	—
12～14（歳）	80	95	—	80	95	—
15～17（歳）	85	100	—	85	100	—
18～29（歳）	85	100	—	85	100	—
30～49（歳）	85	100	—	85	100	—
50～69（歳）	85	100	—	85	100	—
70以上（歳）	85	100	—	85	100	—
妊婦（付加量）				+10	+10	—
授乳婦（付加量）				+40	+45	—

特記事項：推定平均必要量は、壊血病の回避ではなく、心臓血管系の疾病予防効果並びに抗酸化作用効果から算定.

年齢等	ナトリウム (mg/日，（　）は食塩相当量 [g/日])						カルシウム (mg/日)							
	男性			女性			男性				女性			
	推定平均必要量	目安量	目標量	推定平均必要量	目安量	目標量	推定平均必要量	推奨量	目安量	耐容上限量	推定平均必要量	推奨量	目安量	耐容上限量
0～5（月）	—	100(0.3)	—	—	100(0.3)	—	—	—	200	—	—	—	200	—
6～11（月）	—	600(1.5)	—	—	600(1.5)	—	—	—	250	—	—	—	250	—
1～2（歳）	—	—	(3.0未満)	—	—	(3.5未満)	350	450	—	—	350	400	—	—
3～5（歳）	—	—	(4.0未満)	—	—	(4.5未満)	500	600	—	—	450	550	—	—
6～7（歳）	—	—	(5.0未満)	—	—	(5.5未満)	500	600	—	—	450	550	—	—
8～9（歳）	—	—	(5.5未満)	—	—	(6.0未満)	550	650	—	—	600	750	—	—
10～11（歳）	—	—	(6.5未満)	—	—	(7.0未満)	600	700	—	—	600	750	—	—
12～14（歳）	—	—	(8.0未満)	—	—	(7.0未満)	850	1,000	—	—	700	800	—	—
15～17（歳）	—	—	(8.0未満)	—	—	(7.0未満)	650	800	—	—	550	650	—	—
18～29（歳）	600(1.5)	—	(8.0未満)	600(1.5)	—	(7.0未満)	650	800	—	2,500	550	650	—	2,500
30～49（歳）	600(1.5)	—	(8.0未満)	600(1.5)	—	(7.0未満)	550	650	—	2,500	550	650	—	2,500
50～69（歳）	600(1.5)	—	(8.0未満)	600(1.5)	—	(7.0未満)	600	700	—	2,500	550	650	—	2,500
70以上（歳）	600(1.5)	—	(8.0未満)	600(1.5)	—	(7.0未満)	600	700	—	2,500	550	650	—	2,500
妊婦				—	—	—					—	—	—	—
授乳婦				—	—	—					—	—	—	—

年齢等	鉄 (mg/日)[1]									
	男性				女性					
					月経なし		月経あり			
	推定平均必要量	推奨量	目安量	耐容上限量	推定平均必要量	推奨量	推定平均必要量	推奨量	目安量	耐容上限量
0～5（月）	—	—	0.5	—	—	—	—	—	0.5	—
6～11（月）	3.5	5.0	—	—	3.5	4.5	—	—	—	—
1～2（歳）	3.0	4.5	—	25	3.0	4.5	—	—	—	20
3～5（歳）	4.0	5.5	—	25	3.5	5.0	—	—	—	25
6～7（歳）	4.5	6.5	—	30	4.5	6.5	—	—	—	30
8～9（歳）	6.0	8.0	—	35	6.0	8.5	—	—	—	35
10～11（歳）	7.0	10.0	—	35	7.0	10.0	10.0	14.0	—	35
12～14（歳）	8.0	11.5	—	50	7.0	10.0	10.0	14.0	—	50
15～17（歳）	8.0	9.5	—	50	5.5	7.0	8.5	10.5	—	40
18～29（歳）	6.0	7.0	—	50	5.0	6.0	8.5	10.5	—	40
30～49（歳）	6.5	7.5	—	55	5.5	6.5	9.0	10.5	—	40
50～69（歳）	6.0	7.5	—	50	5.5	6.5	9.0	10.5	—	40
70以上（歳）	6.0	7.0	—	50	5.0	6.0	—	—	—	40
妊婦（付加量）初期					+2.0	+2.5	—	—	—	—
中期・後期					+12.5	+15.0	—	—	—	—
授乳婦（付加量）					+2.0	+2.5	—	—	—	—

[1] 過多月経（経血量が80mL/回以上）の人を除外して策定した.

付表3 食品類別荷重平均栄養成分表

可食部100g当たり

食品群名		エネルギー (kcal)	たんぱく質 (g)	脂質 (g)	炭水化物 (g)	カルシウム (mg)	鉄 (mg)	ビタミン A (μgRAE)	ビタミン B₁ (mg)	ビタミン B₂ (mg)	ビタミン C (mg)	食塩相当量 (g)	ナトリウム (mg)
1. 穀類	米	356	6.1	0.9	76.6	5	0.8	0	0.08	0.02	0	0.0	1
	パン類	264	9.3	4.4	44.4	29	0.6	0	0.07	0.04	0	1.3	500
	めん類	166	5.3	0.9	31.1	13	0.5	0	0.05	0.02	0	0.2	66
	その他の穀類・堅果類	376	10.7	6.7	62.4	108	1.5	1	0.17	0.05	0	0.3	117
2. いも類	じゃがいも類	81	1.5	0.1	17.2	10	0.5	1	0.09	0.03	29	0.0	1
	こんにゃく類	5	0.1	0.0	0.1	47	0.4	0	0.00	0.00	0	0.0	10
3. 砂糖類		357	0.1	0.0	91.4	3	0.0	0	0.00	0.00	2	0.0	2
4. 菓子類		192	6.3	6.3	26.8	66	0.7	69	0.06	0.22	0	0.2	126
5. 油脂類	動物性	745	0.6	81.0	0.2	15	0.1	520	0.01	0.03	0	1.8	750
	植物性	873	0.2	94.6	0.6	3	0.0	284	0.00	0.01	0	0.0	147
6. 豆類	みそ	191	12.6	5.9	17.0	105	4.1	0	0.03	0.10	0	12.5	4,931
	豆・大豆製品	133	9.5	7.0	5.1	123	2.0	0	0.12	0.10	0	0.0	10
7. 魚介類	生物	145	22.4	5.3	0.2	18	0.9	42	0.09	0.15	1	0.3	107
	塩蔵・缶詰	241	26.7	8.0	14.6	230	1.8	4	0.08	0.21	0	3.5	1,371
	水産練り製品	118	11.9	2.2	12.6	32	0.7	0	0.03	0.06	0	2.0	783
8. 肉類	生物	225	18.6	15.5	0.1	5	0.7	17	0.37	0.17	2	0.1	49
	その他加工品	237	14.4	18.5	3.2	8	0.9	1	0.43	0.15	31	2.2	851
9. 卵類		151	12.3	10.3	0.3	51	1.8	150	0.06	0.43	0	0.4	140
10. 乳類	牛乳	67	3.3	3.8	4.8	110	0.0	39	0.04	0.15	1	0.1	41
	その他の乳類	85	1.9	0.1	18.9	62	0.0	0	0.01	0.07	0	0.1	31
11. 野菜類	緑黄色野菜	32	1.3	0.2	4.6	42	0.9	803	0.07	0.09	23	0.0	14
	漬物	33	1.5	0.1	4.9	66	0.7	75	0.10	0.06	16	2.7	1,085
	その他の野菜	23	1.2	0.1	3.5	29	0.3	9	0.03	0.03	17	0.0	6
12. 果実類		61	0.7	0.1	14.6	10	0.3	70	0.06	0.03	18	0.0	2
13. 海草類		70	6.7	0.8	12.2	372	5.7	339	0.18	0.35	2	1.3	2,328
14. 調味料類		131	6.3	3.9	16.1	32	1.6	9	0.05	0.13	1	11.5	4,552
15. 調理加工食品類		256	6.8	14.8	22.9	22	1.1	23	0.12	0.11	15	1.0	304

付表4 食品分類表(事業所用・東京都)

食品群名		内容および割合(%)
1. 穀類	米	精白米(100.0)
	パン類	食パン―市販―(100.0)
	めん類	うどん―ゆで―(36.9), 中華めん―ゆで―(29.6), マカロニ・スパゲッティ―乾―(15.8), そば―ゆで―等(17.7)
	その他の穀類・堅果類	薄力粉―1等―(49.7), パン粉―乾燥―(25.0), 七分つき押麦(13.2), もち(5.0), ごま―いり―等(7.1)
2. いも類	じゃがいも類	じゃがいも(67.8), さといも(18.0), さつまいも等(14.2)
	こんにゃく類	板こんにゃく―精粉―(87.6), しらたき(12.4)
3. 砂糖類		砂糖―上白―(79.0), いちごジャム―高糖度―等(21.0)
4. 菓子類		カスタードプディング(57.5), あんパン(11.4), ババロア(7.3), クリームパン(6.6), チョココロネ(4.9), 中華まんじゅう―肉―(4.1), カステラ等(8.2)
5. 油脂類	動物性	バター―有塩―(100.0)
	植物性	植物油―なたね油―(74.2), マヨネーズ―全卵―(10.1), マーガリン等(15.7)
6. 豆類	みそ	米みそ―淡色辛みそ―(84.5)・―赤色辛みそ―(15.5)
	豆・大豆製品	豆腐―木綿―(35.2)・―絹―(20.6), 生揚げ(9.4), 糸引納豆(9.2), 油揚げ(7.0), 豆乳―調整豆乳―(5.1), 焼き豆腐(4.6), いんげんまめ―乾―等(8.9)
7. 魚介類	生物	いか―するめいか―(10.3), さば―まさば―(9.4), さんま(8.2), さけ―しろさけ―(8.1), かれい―まがれい―(5.5), たら―まだら―(5.3), まいわし(4.5), さわら(4.3), くるまえび(4.2), まぐろ―くろまぐろ, 赤身―等(40.2)
	塩蔵・缶詰	あじ開き干し(11.6), しろさけ―塩ざけ―(9.1), しろさけ―新巻き―(9.1), まぐろ缶詰―油漬―(6.8)・―フレーク味つけ―(5.3), さんま開き干し(5.0), いわし生干し―まいわし―(3.9), かつお節(3.8), いかなごつくだ煮等(45.4)
	水産練り製品	さつま揚げ(34.2), 焼き竹輪(32.0), 蒸しかまぼこ(16.7), はんぺん等(17.1)
8. 肉類	生物	ぶたもも脂身つき―大型種―(17.0), 若鶏むね, 皮つき(16.1), 若鶏もも皮つき(14.2), ぶたばら, 脂身つき―大型種―(12.1), ぶたひき肉(9.3), ぶたロース脂身つき―大型種―(7.6), にわとりひき肉(5.5), うしもも, 脂身つき―乳用肥育雄牛―等(18.2)
	その他加工品	ハム プレス(36.1), ソーセージ ウィンナー(25.7), ハム ロース(14.4), ソーセージ フランクフルト(12.0), ベーコン等(11.8)
9. 卵類		鶏卵(100.0)
10. 乳類	牛乳	普通牛乳(100.0)
	その他の乳類	乳酸菌飲料―乳製品―(34.6), ヨーグルト―脱脂加糖―(29.9), 乳酸菌飲料―非乳製品―(23.4)・―殺菌乳製品―等(12.1)
11. 野菜類	緑黄色野菜	にんじん(34.1), ほうれんそう(23.9), トマト(11.8), かぼちゃ(9.0), こまつな(8.3), ピーマン(5.4), さやいんげん等(7.5)
	漬物	たくあん漬―干しだいこん漬―(20.5), はくさい―塩漬け―(15.4), きゅうり―塩漬け―(13.2), だいこん根―ぬかみそ漬け―(11.5), 福神漬(9.9), なすしば漬(6.6), のざわな―塩漬け―等(22.9)
	その他の野菜	キャベツ(22.4), たまねぎ(19.7), だいこん根(16.6), はくさい(9.0), きゅうり(7.3), ブラックマッペもやし(7.1), 根深ねぎ(5.3), レタス(3.5), たけのこ水煮缶詰等(9.1)
12. 果実類		バナナ(24.4), うんしゅうみかん, じょうのう―普通―(19.6), りんご(11.4), すいか(9.6), なつみかん(5.5), うんしゅうみかん缶詰―果実―等(29.5)
13. 海草類		生わかめ(33.2), こんぶつくだ煮(14.3), まこんぶ・素干し(11.1), ところてん(9.0), のりつくだ煮(8.1), 干しひじき(7.5), 乾燥わかめ素干し等(16.8)
14. 調味料類		しょうゆ―こいくち―(69.9), トマト加工品―ケチャップ―(6.8), 食酢―穀物酢―(6.4), みりん―本みりん―(5.5), カレールウ等(11.4)
15. 調理加工食品類		コロッケ・冷凍―ポテトタイプ―(21.1), ハンバーグ・冷凍(18.4), しゅうまい・冷凍(16.5), ぎょうざ・冷凍(13.5), フレンチフライドポテト・冷凍―じゃがいもフライドポテト―等(30.5)

注) 食品群の内容について特に細分表示していないものは「生」を使用.

〈編　集〉	齋藤貴美子 文教大学女子短期大学部 （名誉教授）	〈執　筆〉 (50音順)	阿部芳子 相模女子大学 （名誉教授）
			齋藤貴美子 前掲
			坂東　薫 兵庫県立大学
			辻ひろみ 東洋大学
			中島美雪 新渡戸文化短期大学
			山本妙子 神奈川県立保健福祉大学

給食マネジメント実習

平成15年 4 月10日	第 1 版第 1 刷発行
平成16年10月 1 日	第 1 版第 2 刷発行
平成17年 4 月20日	第 1 版第 3 刷発行
平成18年 3 月10日	第 2 版第 1 刷発行
平成20年 9 月 1 日	第 2 版第 2 刷発行
平成22年 9 月20日	第 3 版第 1 刷発行
平成25年 8 月 1 日	第 3 版第 2 刷発行
平成27年 2 月 1 日	第 4 版第 1 刷発行
平成30年 3 月 1 日	第 4 版第 2 刷発行

編　者　　齋　藤　貴美子
発行者　　木　村　勝　子
発行所　　株式会社　学建書院

〒113-0033　東京都文京区本郷2-13-13　本郷七番館1F
　　　　　　TEL　(03)3816-3888
　　　　　　FAX　(03)3814-6679
　　　　　　http://www.gakkenshoin.co.jp
印刷所　　あづま堂印刷㈱
製本所　　㈲皆川製本所

©Kimiko Saitoh, 2003. Printed in Japan ［検印廃止］

JCOPY　＜(一社)出版者著作権管理機構　委託出版物＞
本書の無断複写は著作権法上での例外を除き禁じられています。複写される場合は、その
つど事前に (一社)出版者著作権管理機構 (電話 03-3513-6969, FAX 03-3513-6979) の
許諾を得てください．

ISBN978-4-7624-3858-5

現場ですぐに役立つポイント＆アドバイス

調理場における
衛生管理＆調理技術マニュアル

文部科学省編纂

大好評

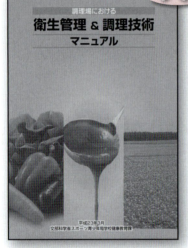

安全でおいしい給食を

科学的根拠に基づいた，安全でおいしい給食を提供するノウハウをまとめたマニュアル書．野菜の洗い方・切り方，卵の扱い方・ゆで方，下味・調味，乾物の戻し方，だし汁の取り方など，大量調理ならではの調理のポイントをわかりやすく解説．重要点，注意点が色分けされ，見やすく使いやすい．

平成 23 年 3 月 文部科学省スポーツ青少年局学校健康教育課 編纂

A4 判 /77 頁 / カラー / 定価（本体 1,000 円＋税）
ISBN978-4-7624-0878-6（2015. 3/1-3）

- 調理ポイント，ひとことアドバイスが役立つ
- 目からウロコの調理技術
- ひとめでわかるカラー写真満載
- 手順の再確認，作業の統一化に

主要目次

第1章 「学校給食（大量）調理」の基本的な考え方
　　　大量調理に役立つ調理科学
第2章　検収室・下処理室における
　　　衛生管理＆調理技術マニュアル
　　　1 「野菜の皮剥き・洗浄」の基本的な考え方
　　　2 卵の処理
　　　3 下味の付け方
第3章　調理室における
　　　衛生管理＆調理技術マニュアル
　　　1 切截の基本的な考え方
　　　2 下準備
第4章　調理形態別調理の
　　　衛生管理＆調理技術マニュアル
　　　1 調理形態別調理における基本的な考え方

第5章　その他
　　　1 保存食
　　　2 あったら便利な調理機器
　　　3 調理技術のワンポイントアドバイス
第6章　食中毒病因物質の解説
第7章　調理技術の問題等により発生したと
　　　考えられる食中毒事例

"手取り足取り"のマニュアル書

毎日の調理作業に役立ちます．ぜひお手元に置いて，ご活用ください．
新人栄養士・調理師の方にも！

給食マネジメント実習 帳票

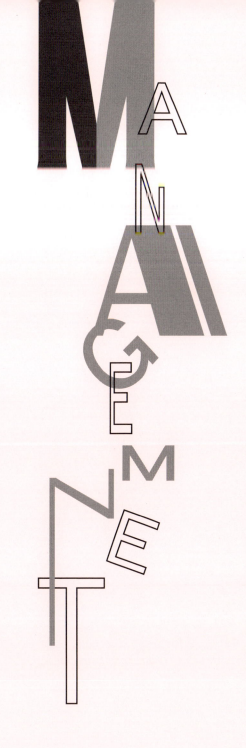

Class _____ No. _____

Name _____

株式会社 **学建書院**

給食マネジメント実習
＜帳票＞

記入上の注意

本帳票は，取りはずしてご使用ください．

(1) 帳簿・伝票は，ペンまたはボールペンを用いて書くこと．
(2) 文字は明瞭に記入し，かい書または行書で書くこと．
(3) 文字は必ず下の行線に接して記入し，大きさは，できるだけ行線間の1/2くらいにして余白をとるように書くこと．
(4) 数字は，できるだけ行線間の1/2くらいの大きさで記入し，下の行線にそろえて，一定の傾斜をつけて書くこと．
(5) 文字を誤記したときは，その部分だけに，定規を用いて2本の赤線を引き，その上の余白に正しい文字を書くこと．
(6) 文字を脱落したときは，「∧」をつけて，その上部に書き加えること．
(7) 数字を誤記したときは，その数字全部に2本の赤線を定規で引き，上の余白に正しい数字を書くこと．
(8) 誤記の修正には，必ず責任を明らかにするために，訂正者の印を押すこと．

給食システム

	本学のシステム	記 入 例
給食対象		18〜22歳の女子学生
給 食 数		100〜200食
献立形態		単一定食
食事回数		1回食(昼食)
給食時間		12:10〜13:00
給食価格　販売価格 　　　　　食材料費		400円 350円
給与栄養目標量	下表による	
食品構成	下表による	
施設・設備	実習室見取り図による	
実習生グループ編成		1〜4班　各20〜25名
そ の 他		

給与栄養目標量

栄 養 素	1 食 分	1 日 分
エネルギー　(kcal)		
たんぱく質　(g)		
脂　質　(g)		
炭水化物　(g)		
カルシウム　(mg)		
鉄　(mg)		
ビタミンA (μgRAE)		
ビタミン B_1　(mg)		
ビタミン B_2　(mg)		
ビタミンC　(mg)		
食物繊維　(g)		
食塩相当量　(g)		

栄 養 比 率	
炭水化物エネルギー比率	％
脂肪エネルギー比率	％
たんぱく質エネルギー比率	％
動物性たんぱく質比率	％

食品構成

食 品 群	1 食 分(g)

給食価格 (原価管理の指標とする)

		本学の給食		記 入 例	
		1食材費(円)	%	1食材費(円)	%
食材料費				350	70
諸経費	水光熱費			45	9
	衛生費			35	7
	消耗品費			50	10
	試作費			15	3
	雑費			5	1
合計				500	100

　以上に人件費を加えて料理原価となり，さらに間接経費を加えて給食原価となる．
　販売価格は，施設側の補助の程度によって決定する．

実習スケジュール (自分のグループ用)

回数	月　日	実 習 内 容	記 入 例
1			オリエンテーション
2			資料収集・作成(plan)
3			献立計画(plan)
4			試作(plan)
5			大量調理実習(do)
6			帳票整理(check)
7			献立計画(plan)
8			試作(plan)
9			大量調理実習(do)
10			帳票整理(check)
11			給食作業の反省・まとめ(check)
12			調査・測定(check)
13			改善点の見いだし(action)
14			改善の方策(action)
15			全体のまとめ
16			
17			

実習室見取り図（添付用）

食事摂取基準

年齢	性別	身体活動レベル	人数	エネルギー (kcal)		たんぱく質 (g)		脂肪エネルギー比率	脂質 (g)		カルシウム (mg)	
				食事摂取基準	摂取基準×人数	食事摂取基準	摂取基準×人数		食事摂取基準	摂取基準×人数	食事摂取基準	摂取基準×人数
15〜17	男	I II III		2,500 2,850 3,150		65		20〜30%				
	女	I II III		2,050 2,300 2,550		55						
18〜29	男	I II III		2,300 2,650 3,050		60						
	女	I II III		1,650 1,950 2,200		50						
30〜49	男	I II III		2,300 2,650 3,050		60		20〜30%				
	女	I II III		1,750 2,000 2,300		50						
50〜69	男	I II III		2,100 2,450 2,800		60						
	女	I II III		1,650 1,900 2,200		50						
70以上	男	I II III		1,850 2,200 2,500		60		20〜30%				
	女	I II III		1,500 1,750 2,000		50						
総合計												
平均												
1人1日当たり給与栄養目標量												

※たんぱく質の食事摂取基準は，推奨量(g/日)を用いる．

荷重平均値算出表

鉄 (mg)		ビタミン								食物繊維 (g)	
		A (μgRAE)		B₁ (mg)		B₂ (mg)		C (mg)			
食事摂取基準	摂取基準×人数	食事摂取基準	摂取基準×人数	食事摂取基準	摂取基準×人数	食事摂取基準	摂取基準×人数	食事摂取基準	摂取基準×人数	食事摂取基準	摂取基準×人数

【解説▶本編-p.12】

食品構成

食品群	純使用量 (g)	エネルギー (kcal)	たんぱく質 (動たん) (g)	脂　質 (g)	炭水化物 (g)	カルシウム (mg)
合　　計						
給与栄養目標量			(　　)			
過　不　足						

作 成 表

鉄 (mg)	ビタミン				食物繊維 (g)	食塩相当量 (g)	単価 (円)	価格 (円)
	A (μgRAE)	B₁ (mg)	B₂ (mg)	C (mg)				

献　立

	日　　曜日	日　　曜日	日　　曜日
主食			
主菜			
副菜			
汁			
デザート			
備考			

計　画　表

　　　　　　　　　　　　　　　　　　　　　　　　　　　（　　月　　日〜　　月　　日）

日　　曜日	日　　曜日	日　　曜日

献　立

	日　曜日	日　曜日	日　曜日
主食			
主菜			
副菜			
汁			
デザート			
備考			

計　画　表

(　　月　　日～　　月　　日)

曜日	曜日	曜日

【解説▶本編-p.14】
【記入例▶本編-p.15】

献

実施日　月　日　曜　　対象者・テーマ

料理名	食品名	1 人 分 量 お よ						
		純使用量(g)	廃棄率(%)	使用量(g)	単価(円)	価格(円)	エネルギー(kcal)	たんぱく質(動たん)(g)
		合　計　A		╱		╱		
給与栄養目標量	B							
過　不　足*	A－B							（　）
								（　）

使 用 量…給与すべき食品の廃棄量を含んだ量
純使用量…使用量（仕込量）から調理によって捨てられる廃棄量を除いた可食量
ビタミン類の（　）内は調理などによる損失を考慮した量
＊給与栄養目標量に幅がある場合は，下限量を下回る量を不足（－），上限量を上回る量を過剰（＋）として記入する．

立

クラス　　　班　　　番号　　　氏名

栄養量										分量	
脂質 (g)	炭水化物 (g)	カルシウム (mg)	鉄 (mg)	ビタミン				食物繊維 (g)	食塩相当量 (g)	使用量 (g)	価格 (円)
				A (μgRAE)	B₁ (mg)	B₂ (mg)	C (mg)				

炭水化物エネルギー比率　　　％　　たんぱく質エネルギー比率　　　％　　脂肪エネルギー比率　　　％

献

実施日　月　日　曜　　対象者・テーマ

料理名	食品名	純使用量(g)	廃棄率(%)	使用量(g)	単価(円)	価格(円)	1人分量およ エネルギー(kcal)	たんぱく質(動たん)(g)
	合計 A		/		/			
給与栄養目標量	B							
過 不 足*	A－B							( )
								( )

使 用 量…給与すべき食品の廃棄量を含んだ量
純使用量…使用量(仕込量)から調理によって捨てられる廃棄量を除いた可食量
ビタミン類の( )内は調理などによる損失を考慮した量
*給与栄養目標量に幅がある場合は，下限量を下回る量を不足(－)，上限量を上回る量を過剰(＋)として記入する．

立

クラス　　　班　　番号　　氏名

	栄養量									1人分量	
脂質 (g)	炭水化物 (g)	カルシウム (mg)	鉄 (mg)	ビタミン A (μgRAE)	B₁ (mg)	B₂ (mg)	C (mg)	食物繊維 (g)	食塩相当量 (g)	使用量 (g)	価格 (円)

炭水化物エネルギー比率　　　％　　たんぱく質エネルギー比率　　　％　　脂肪エネルギー比率　　　％

【記入例▶本編-p.16】

作 業

調理法（箇条書き）

指　示　書

クラス　　　班　　　番号　　　氏名

献立上留意する点

盛付け図・使用食器

献

実施日　月　日　曜　　対象者・テーマ

料理名	食品名	1　人　分　量　お　よ						
		純使用量(g)	廃棄率(%)	使用量(g)	単価(円)	価格(円)	エネルギー(kcal)	たんぱく質(動たん)(g)
		合　計　A		/		/		
給与栄養目標量	B							
過　不　足*	A－B							(　)
								(　)

使　用　量…給与すべき食品の廃棄量を含んだ量
　純使用量…使用量(仕込量)から調理によって捨てられる廃棄量を除いた可食量
　ビタミン類の(　)内は調理などによる損失を考慮した量
　*給与栄養目標量に幅がある場合は，下限量を下回る量を不足(－)，上限量を上回る量を過剰(＋)として記入する．

立

クラス　　　班　　番号　　氏名

	栄養量									分量	
脂 質 (g)	炭水化物 (g)	カルシウム (mg)	鉄 (mg)	ビタミン				食物繊維 (g)	食塩相当量 (g)	使用量 (g)	価 格 (円)
				A (μgRAE)	B₁ (mg)	B₂ (mg)	C (mg)				

炭水化物エネルギー比率　　　％　　たんぱく質エネルギー比率　　　％　　脂肪エネルギー比率　　　％

献

実施日　月　日　曜　　対象者・テーマ

料理名	食品名	1 人 分 量 お よ						
		純使用量 (g)	廃棄率 (%)	使用量 (g)	単価 (円)	価格 (円)	エネルギー (kcal)	たんぱく質 (動たん) (g)
合計 A								
給与栄養目標量	B							
過不足*	A－B							( )
								( )

使用量…給与すべき食品の廃棄量を含んだ量
純使用量…使用量(仕込量)から調理によって捨てられる廃棄量を除いた可食量
ビタミン類の( )内は調理などによる損失を考慮した量
*給与栄養目標量に幅がある場合は，下限量を下回る量を不足(－)，上限量を上回る量を過剰(＋)として記入する．

立

クラス　　　班　　番号　　氏名

	栄養量									人分量	
脂質 (g)	炭水化物 (g)	カルシウム (mg)	鉄 (mg)	ビタミン				食物繊維 (g)	食塩相当量 (g)	使用量 (g)	価格 (円)
				A (μgRAE)	B₁ (mg)	B₂ (mg)	C (mg)				

炭水化物エネルギー比率　　　％　　たんぱく質エネルギー比率　　　％　　脂肪エネルギー比率　　　％

作　業

調理法（箇条書き）

指 示 書

クラス　　　班　　番号　　氏名

献立上留意する点

盛付け図・使用食器

献

実施日　月　日　曜　　対象者・テーマ

料理名	食品名	1 人 分 量 お よ						
		純使用量 (g)	廃棄率 (%)	使用量 (g)	単価 (円)	価格 (円)	エネルギー (kcal)	たんぱく質 (動たん) (g)
	合　計　A							
給与栄養目標量	B							
過　不　足*	A－B							(　)
								(　)

使 用 量…給与すべき食品の廃棄量を含んだ量
　純使用量…使用量(仕込量)から調理によって捨てられる廃棄量を除いた可食量
　　ビタミン類の(　)内は調理などによる損失を考慮した量
＊給与栄養目標量に幅がある場合は，下限量を下回る量を不足(－)，上限量を上回る量を過剰(＋)として記入する．

立

クラス　　　班　　番号　　氏名

び栄養量										人分量	
脂質	炭水化物	カルシウム	鉄	ビタミン				食物繊維	食塩相当量	使用量	価格
				A	B₁	B₂	C				
(g)	(g)	(mg)	(mg)	(μgRAE)	(mg)	(mg)	(mg)	(g)	(g)	(g)	(円)

炭水化物エネルギー比率　　　％　　たんぱく質エネルギー比率　　　％　　脂肪エネルギー比率　　　％

献

実施日　月　日　曜　　対象者・テーマ

料理名	食品名	純使用量(g)	廃棄率(%)	使用量(g)	単価(円)	価格(円)	1 人 分 量 お よ	
							エネルギー(kcal)	たんぱく質(動たん)(g)
	合　計　A		／		／			
給与栄養目標量	B							
過　不　足*	A－B							(　)
								(　)

使　用　量…給与すべき食品の廃棄量を含んだ量
純使用量…使用量(仕込量)から調理によって捨てられる廃棄量を除いた可食量
ビタミン類の(　)内は調理などによる損失を考慮した量
*給与栄養目標量に幅がある場合は，下限量を下回る量を不足(－)，上限量を上回る量を過剰(＋)として記入する．

立

クラス　　　　班　　　　番号　　　氏名

					ビタミン				食塩相当量 (g)	人力量	
脂質 (g)	炭水化物 (g)	カルシウム (mg)	鉄 (mg)	A (μgRAE)	B_1 (mg)	B_2 (mg)	C (mg)	食物繊維 (g)		使用量 (g)	価格 (円)

炭水化物エネルギー比率　　　　％　　　たんぱく質エネルギー比率　　　　％　　　脂肪エネルギー比率　　　　％

作　業

調理法（箇条書き）

指　示　書

　　　　　　クラス　　　班　　番号　　氏名

献立上留意する点

盛付け図・使用食器

【解説▶本編-p.25】

役　割

月　日　曜日＼役割	
1	
2	
3	
4	
5	
6	
7	
8	
9	
10	
11	
12	
13	
14	
15	

分　担　表

【解説▶本編-p.27】
【記入例▶本編-p.28】

試作検討表

盛付け状況について

料理名	食器の種類	1人分盛付け重量(g)	見た目の良・否	盛付け図(イラストまたは写真)
				1人当たりの食材料費　　　　　円

各食材料の使用量について

料理名	気がついたこと	追加・変更の必要な食品名	献立の純使用量(g)	純使用量の修正値(g)

調味料の使用量

料理名	気がついたこと	追加・変更の必要な食品名	献立の純使用量(g)	純使用量の修正値(g)

その他

料理名	気がついたこと	改善事項

発注・出庫表

実 施 日 　　月　　日（　　）

予定食数（　　　）食

食 品 名	発注量 (g, kg)	形態・規格	発 注 先	納品日時	出庫量 (g, kg)

発注量：生鮮食品，在庫量の少ない貯蔵食品について記入する
出庫量：在庫がある食品について記入する

作　業

実施日　　　月　　　日　　　　　時刻　　　　　　　　　配食開始（　　：　　）

	食器の種類	料理名	主材料名						
調理工程									
食堂整備・受付・整頓									

調理機器・器具名	使用状況

調理員No.	備考

工　程　表

使用状況

備考

【解説▶本編-p.32】
【記入例▶本編-p.35】

作業役割表（計画）

実施日　　月　　　日

料理名（　　　　　　　　　）　食器（　　　　　　　）　　　でき上がり目標時刻（　　：　　）

		時刻						配食開始（　　：　　）	
	調理作業の流れ								
調理工程									
	使用機械・器具名								
	衛　生　工　程								

作　業　内　容	
備　考	

【解説▶本編-p.64】

作業役割表（実施）

実施日　　月　　日

料理名（　　　　　　　）

	調理作業の流れ	時刻							
調理工程									

変更作業内容	変更理由

備　考

―39―

作業役割表（計画）

実施日　　月　　日

料理名（　　　　　　　　）　食器（　　　　　　）　　　でき上がり目標時刻（　　：　　）

　　　　　　　　　　時刻　　　　　　　　　　　　　　　　　　　　配食開始（　　：　　）

	調理作業の流れ							
調理工程								
使用機械・器具名								
衛　生　工　程								

作　業　内　容	

備　考

作業役割表（実施）

実施日　　月　　日

料理名（　　　　　　　）

	時刻							
調理作業の流れ								
調理工程								

変更作業内容	変更理由

備　考

【解説▶本編-p.42】

検 収 表

室温： ℃　湿度： ％　　　　　　　　　　　　　検収年月日　年　月　日（　）No.

	納品時刻	納入業者	食品名	生産地	数量	製造年月日	賞味期限	製品温度	鮮度	包装状態	異物
1	:										
2	:										
3	:										
4	:										
5	:										
6	:										
7	:										
8	:										
9	:										
10	:										
11	:										
12	:										
13	:										
14	:										
15	:										
16	:										
17	:										
18	:										

個人衛生点検表

【解説 ▶ 本編 -p.52】

実施年月日　氏名　No. 年　月　日（　）

衛生点検項目											
1. 健康状態：下痢, 発熱はないか											
2. 手指, 顔面に化膿傷はないか											
3. 爪は短く切ってあるか											
4. 指輪やマニキュアはしていないか											
5. 化粧は濃くないか											
6. イアリング, ピアス, ネックレスなどをはずしたか											
7. 白衣や前掛けは清潔か											
8. 毛髪が出ていないか											
9. 手をきちんと洗浄したか											

【解説▶本編-p.52】

調理の加熱時間および

月 日	献立名	品 目	調理機器	調理方法
				該当するものに○
／				焼・煮・蒸・揚・炒
／				焼・煮・蒸・揚・炒
／				焼・煮・蒸・揚・炒
／				焼・煮・蒸・揚・炒
／				焼・煮・蒸・揚・炒
／				焼・煮・蒸・揚・炒
／				焼・煮・蒸・揚・炒
／				焼・煮・蒸・揚・炒
／				焼・煮・蒸・揚・炒
／				焼・煮・蒸・揚・炒
／				焼・煮・蒸・揚・炒
／				焼・煮・蒸・揚・炒
／				焼・煮・蒸・揚・炒
／				焼・煮・蒸・揚・炒
／				焼・煮・蒸・揚・炒
／				焼・煮・蒸・揚・炒
／				焼・煮・蒸・揚・炒
／				焼・煮・蒸・揚・炒
／				焼・煮・蒸・揚・炒
／				焼・煮・蒸・揚・炒

中心温度記録表

中心温度（℃）			加熱開始時刻	加熱終了時刻	加熱時間	確認者
1	2	3				
			：	：		
			：	：		
			：	：		
			：	：		
			：	：		
			：	：		
			：	：		
			：	：		
			：	：		
			：	：		
			：	：		
			：	：		
			：	：		
			：	：		
			：	：		
			：	：		
			：	：		
			：	：		
			：	：		
			：	：		

【解説▶本編-p.60】

実習後の点検表

点 検 項 目	月 日	月 日	月 日	月 日	月 日	月 日
1．包丁，まな板は整理しましたか						
2．床の掃除は完全ですか						
3．下水溝の掃除はすみましたか．また，ふたは完全にしましたか						
4．機械器具の清掃および整理はできましたか						
5．残飯，残菜などは所定の場所に捨てましたか						
6．冷蔵庫と食品倉庫の整理はしましたか						
7．布巾の洗浄・消毒はできましたか						
8．食堂の清掃はできましたか						
9．瞬間湯沸器またはボイラーのガス栓は閉じてありますか						
10．ガス栓は閉じてありますか						
A　レンジ						
B　炊飯器						
C　食器洗浄器						
D　回転釜						
E						
F						
G						
11．食品倉庫の戸締りはしてありますか						
12．換気扇および動力機械のスイッチは切ってありますか						
13．電灯のスイッチは切ってありますか						
14．ガスの元栓は締めてありますか						
15．窓，その他の戸締りはしてありますか						
16．出入口の戸締りはしてありますか						

注）点検程度により符合をつける．または評点をつけてもよい（A…よい，B…普通，C…悪い）

【解説▶本編-p.63】
【記入例▶本編-p.66】

検　食　簿

年　月　日（　曜日）	朝食・昼食・夕食	検食時刻　時　分
検食者氏名		天候（　）気温（　）℃

料理別評価	料　理		評　価			その他
	主　食 （　　　　）	味 量 盛付け	よい よい よい	普通 普通 普通	悪い 悪い 悪い	
	主　菜 （　　　　）	味 量 盛付け	よい よい よい	普通 普通 普通	悪い 悪い 悪い	
	副　菜 （　　　　）	味 量 盛付け	よい よい よい	普通 普通 普通	悪い 悪い 悪い	
	副　菜 （　　　　）	味 量 盛付け	よい よい よい	普通 普通 普通	悪い 悪い 悪い	
	汁もの （　　　　）	味 量 盛付け	よい よい よい	普通 普通 普通	悪い 悪い 悪い	
	デザート （　　　　）	味 量 盛付け	よい よい よい	普通 普通 普通	悪い 悪い 悪い	

総合評価	項　目	評　価			その他
	料理の組み合わせ	よい	普通	悪い	
	量	よい	普通	悪い	
	盛付け	よい	普通	悪い	
	色彩バランス	よい	普通	悪い	

所見	

給食日報

年　月　日

献立名

食品名	使用量(g)	単価(円)	価格(円)	廃棄量(g)	純使用量(g)	1人分純使用量(g)	エネルギー(kcal)	たんぱく質(g)	食材料費の収支	
1									(A)給食予定人員	
2									(B)予定収入高	
3									(C)使用食材費	
4									予定差益 (B)−(C)	
5										
6									1人当たり (C)/(A) 予定単価	
7										
8									(A)'給食実人員	
9									(B)'実際収入高	
10									(C)'実際食材費	
11									差益(B)'−(C)'	
12										
13									1人当たり (C)'/(A)' 実際単価	
14										
15									食品構成(g)	
16									食品群	目標	実施
17											
18											
19											
20											
21											
22											

[解説▶本編-p.63]
[記入例▶本編-p.67]

23											
24											
25											
26											
27											
28											
29											
30											
31											
32											
33											
34											
35											
36											
37											
38											
39											
合 計											

栄 養 比 率

合 計

穀類エネルギー / 総エネルギー $\times 100 =$ kcal / kcal $=$ %

動物性たんぱく質 / 総たんぱく質 $\times 100 =$ g / g $=$ %

たんぱく質エネルギー / 総エネルギー $\times 100 =$ kcal / kcal $=$ %

残飯量 $=$ g

残菜量 $=$ g

合 計 $=$ g

特記事項

給食日報

年　月　日

献立名

食品名	使用量(g)	単価(円)	価格(円)	廃棄量(g)	純使用量(g)	1人分純使用量(g)	エネルギー(kcal)	たんぱく質(g)	食材料費の収支	
1									(A)給食予定人員	
2									(B)予定収入高	
3									(C)使用食材費	
4									予定差益 (B)−(C)	
5										
6									1人当たり (C)/(A) 予定単価	
7										
8									(A)'給食実人員	
9									(B)'実際収入高	
10									(C)'実際食材費	
11									差益(B)'−(C)'	
12										
13									1人当たり (C)'/(A)' 実際単価	
14										
15									食品構成(g)	
16									食品群	目標	実施
17											
18											
19											
20											
21											
22											

#								
23								
24								
25								
26								
27								
28								
29								
30								
31								
32								
33								
34								
35								
36								
37								
38								
39								
合計								

合計 栄養素比率

$\dfrac{\text{穀類エネルギー kcal}}{\text{総エネルギー kcal}} \times 100 = \quad \%$

$\dfrac{\text{動物性たんぱく質 g}}{\text{総たんぱく質 g}} \times 100 = \quad \%$

$\dfrac{\text{たんぱく質エネルギー kcal}}{\text{総エネルギー kcal}} \times 100 = \quad \%$

残飯量 = 　　g
残菜量 = 　　g
合　計 = 　　g

特記事項

[解説▶本編-p.64]
[記入例▶本編-p.68]

供食・残菜記録表

	料 理 名	主 食	主 菜	副 菜	副 菜	汁もの	デザート
A	仕込み食数(食)						
B	できあがり重量(kg)						
C	盛付け残量(kg)						
D	カウンター残量(kg)						
E	供食重量(kg)						
F	1人分盛付け予定量(g)						
G	喫食数(食)						
H	1人分供食量(g)						
I	残菜重量(kg)						
J	残菜率(%)						
K	1人分残菜重量(g)						
L	1人分摂取量(g)						
残菜状況(内容・形状),考察							
備 考							

A：調理食数
B：料理ができ上がったときに計量した実測値
C：盛付けされなかった料理の実測値
D：皿に盛り，カウンターに出して残ったものを再び集めて計量した実測値
E：B−C−D
F：B/A×1000

G：サービス終了時までの供食数
H：E/G×1000
I：喫食者が食べ残した料理の実測値
J：I/E×100
K：I/G×1000
L：H−K

※果物の皮，魚の骨など，廃棄とみなせる部分は差し引いて算出する
※カウンターに残った皿数が料理によって異なるときは，主菜の皿数を規準に喫食数(G)を算出する

供食・残菜記録表

	料理名	主食	主菜	副菜	副菜	汁もの	デザート
A	仕込み食数 (食)						
B	できあがり重量 (kg)						
C	盛付け残量 (kg)						
D	カウンター残量 (kg)						
E	供食重量 (kg)						
F	1人分盛付け予定量 (g)						
G	喫食数 (食)						
H	1人分供食量 (g)						
I	残菜重量 (kg)						
J	残菜率 (%)						
K	1人分残菜重量 (g)						
L	1人分摂取量 (g)						

残菜状況（内容・形状），考察

備 考

A：調理食数
B：料理ができあがったときに計量した実測値
C：盛付けされなかった料理の実測値
D：皿に盛り，カウンターに出して残ったものを再び集めて計量した実測値
E：B−C−D
F：B/A×1000

G：サービス終了時までの供食数
H：E/G×1000
I：喫食者が食べ残した料理の実測値
J：I/E×100
K：I/G×1000
L：H−K

※果物の皮，魚の骨など，廃棄とみなせる部分は差し引いて算出する
※カウンターに残った皿数が料理によって異なるときは，主菜の皿数を規準に喫食数(G)を算出する

【解説▶本編-p.64】
【記入例▶本編-p.70】

栄養教育報告書

| 第　回実習　　年　月　日（　曜日） | 班　記載者氏名 |

| テーマ |
| 目　的 |
| 内　容 |
| 結果，反省，感想 |

栄養教育報告書

第　回実習　　年　月　日（　曜日）	班　記載者氏名

テーマ

目　的

内　容

結果，反省，感想

【解説▶本編-p.65】
【記入例▶本編-p.72】

栄　養

食品群名		食品構成(g)	1人1日当り純使用量（1，2，3）食										
			日	日	日	日	日	日	日	日	日	日	日
1．穀類	米												
	パン類												
	めん類												
	その他の穀類・堅果類												
2．いも類	じゃがいも類												
	こんにゃく類												
3．砂糖類													
4．菓子類													
5．油脂類	動物性												
	植物性												
6．豆類	みそ												
	豆・大豆製品												
7．魚介類	生物												
	塩蔵・缶詰												
	水産練り製品												
8．肉類	生物												
	その他の加工品												
9．卵類													
10．乳類	牛乳												
	その他の乳類												
11．野菜類	緑黄色野菜類												
	漬物												
	その他の野菜類												
12．果実類													
13．海草類													
14．調味料類													
15．調理加工食品類													
16．その他													

目標栄養量に対する給与栄養量の比率			炭水化物エネルギー比	脂肪エネルギー比
$\dfrac{①}{目標栄養量（エネルギー）}\times 100=$　　％	$\dfrac{②}{目標栄養量（たんぱく質）}\times 100=$　　％	$\dfrac{③}{目標栄養量（脂質）}\times 100=$　　％	$\dfrac{④\times 4}{①}\times 100=$　　％	$\dfrac{③\times 9}{①}\times 100=$　　％

※調理加工食品類を使用している場合，動物性たんぱく質比の算出は事業所23％，病院26％，保育所14％を x の値として⑤に加える．

出　納　表

年　　月分　No.

合計	果計	平均給与量	エネルギー (kcal)	たんぱく質 (g)	脂質 (g)	炭水化物 (g)	カルシウム (mg)	鉄 (mg)	ビタミン				食物繊維 (g)	ナトリウム (mg)
									A (μgRAE)	B_1 (mg)	B_2 (mg)	C (mg)		
				⑤										
				⑥										
※動物性たんぱく質比		計	①	②	③	④								
$\frac{⑤+(⑥×x)}{②}×100=$　　　%														

―57―

【記入例▶本編-p.73】

栄　養

食品群名		食品構成(g)	1人1日当り純使用量（1，2，3）食									
			日	日	日	日	日	日	日	日	日	日
1．穀類	米											
	パン類											
	めん類											
	その他の穀類・堅果類											
2．いも類	じゃがいも類											
	こんにゃく類											
3．砂糖類												
4．菓子類												
5．油脂類	動物性											
	植物性											
6．豆類	みそ											
	豆・大豆製品											
7．魚介類	生物											
	塩蔵・缶詰											
	水産練り製品											
8．肉類	生物											
	その他の加工品											
9．卵類												
10．乳類	牛乳											
	その他の乳類											
11．野菜類	緑黄色野菜類											
	漬物											
	その他の野菜類											
12．果実類												
13．海草類												
14．調味料類												
15．調理加工食品類												
16．その他												

目標栄養量に対する給与栄養量の比率			炭水化物エネルギー比	脂肪エネルギー比
$\dfrac{①}{目標栄養量（エネルギー）} \times 100 =$ ％	$\dfrac{②}{目標栄養量（たんぱく質）} \times 100 =$ ％	$\dfrac{③}{目標栄養量（脂質）} \times 100 =$ ％	$\dfrac{④ \times 4}{①} \times 100 =$ ％	$\dfrac{③ \times 9}{①} \times 100 =$ ％

※調理加工食品類を使用している場合，動物性たんぱく質比の算出は事業所23％，病院26％，保育所14％を x の値として⑤に加える．

出 納 表

年　月分　No.

合計	果計	平均給与量	エネルギー(kcal)	たんぱく質(g)	脂質(g)	炭水化物(g)	カルシウム(mg)	鉄(mg)	ビタミン				食物繊維(g)	ナトリウム(mg)
									A (μgRAE)	B$_1$ (mg)	B$_2$ (mg)	C (mg)		
				⑤										
				⑥										
※動物性たんぱく質比		計	①	②	③	④								
$\dfrac{⑤+(⑥×x)}{②}×100=$ ％														

—59—

【解説▶本編-p.65】
【記入例▶本編-p.72】

栄　養

食品群名	食品構成(g)	1人1日当り純使用量（1，2，3）食									
		日	日	日	日	日	日	日	日	日	日

目標栄養量に対する給与栄養量の比率			炭水化物エネルギー比	脂肪エネルギー比
$\dfrac{①}{\text{目標栄養量（エネルギー）}} \times 100 = \quad \%$	$\dfrac{②}{\text{目標栄養量（たんぱく質）}} \times 100 = \quad \%$	$\dfrac{③}{\text{目標栄養量（脂質）}} \times 100 = \quad \%$	$\dfrac{④ \times 4}{①} \times 100 = \quad \%$	$\dfrac{③ \times 9}{①} \times 100 = \quad \%$

※調理加工食品類を使用している場合，動物性たんぱく質比の算出は事業所23％，病院26％，保育所14％を x の値として⑤に加える．

出　納　表

年　　月分　No.

合計	累計	平均給与量	エネルギー (kcal)	たんぱく質 (g)	脂質 (g)	炭水化物 (g)	カルシウム (mg)	鉄 (mg)	ビタミン A (μgRAF)	ビタミン B_1 (mg)	ビタミン B_2 (mg)	ビタミン C (mg)	食物繊維 (g)	ナトリウム (mg)
			⑤											
				⑥										
※動物性たんぱく質比		計	①	②	③	④								
$\dfrac{⑤+(⑥×x)}{②}×100=$	％													

【記入例▶本編-p.73】

栄　養

食品群名	食品構成(g)	1人1日当り純使用量（1, 2, 3）食										
		日	日	日	日	日	日	日	日	日	日	日

目標栄養量に対する給与栄養量の比率			炭水化物エネルギー比	脂肪エネルギー比
$\dfrac{①}{目標栄養量（エネルギー）} \times 100 = \quad \%$	$\dfrac{②}{目標栄養量（たんぱく質）} \times 100 = \quad \%$	$\dfrac{③}{目標栄養量（脂質）} \times 100 = \quad \%$	$\dfrac{④\times 4}{①} \times 100 = \quad \%$	$\dfrac{③\times 9}{①} \times 100 = \quad \%$

※調理加工食品類を使用している場合，動物性たんぱく質比の算出は事業所23％，病院26％，保育所14％を x の値として⑤に加える．

出　納　表

年　月分　No.

合計	累計	平均給与量	エネルギー (kcal)	たんぱく質 (g)	脂質 (g)	炭水化物 (g)	カルシウム (mg)	鉄 (mg)	ビタミン				食物繊維 (g)	ナトリウム (mg)
									A (μgRAE)	B$_1$ (mg)	B$_2$ (mg)	C (mg)		
			⑤											
				⑥										
※動物性たんぱく質比		計	①	②	③	④								
$\dfrac{⑤+(⑥×x)}{②}×100=$ 　　%														

【解説▶本編-p.76】

改善点の見いだし

評価の結果，改善の必要な点を見いだし，その方策案を書きましょう．

		改善点	方策案
1．給食システム			
2．栄養・食事管理			
3．生産・品質管理	(1)購買管理		
	(2)生産管理		
	(3)品質管理		
4．衛生管理			
5．経営管理			

【解説▶本編-p.77】

具体的な方策検討

先の改善案の中から，必要度のもっとも高いものを取り上げ，次の計画に盛り込むための具体的な方策案を立てましょう．

1．改善点

2．改善方法

3．予算

4．協力部署・担当者

5．その他

_____時　**くし型 タイムスタディ用紙**（1分計測用）

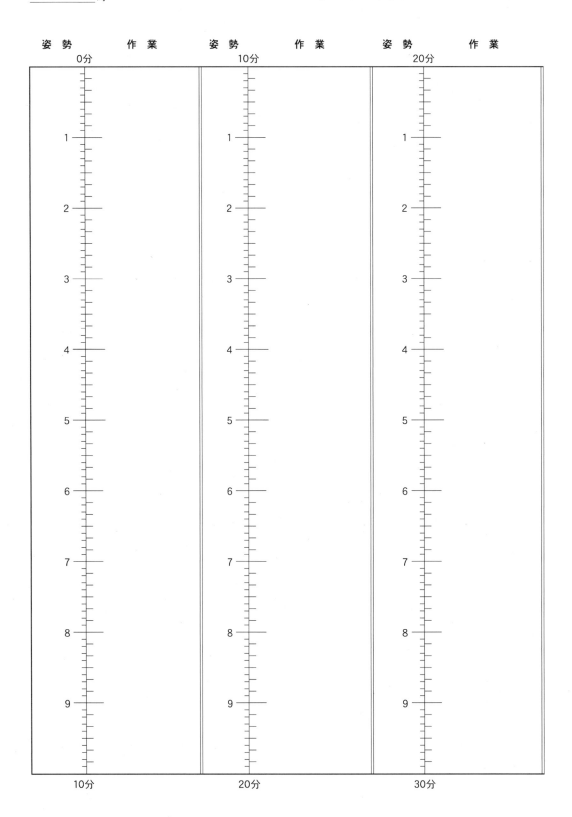

調　査　　　年　　　月　　　日　　曜日　　場　所＿＿＿＿＿＿＿＿＿

被調査者氏名＿＿＿＿＿＿＿＿＿＿＿＿＿　　調査員＿＿＿＿＿＿＿＿

姿　勢　　　作　業	姿　勢　　　作　業	姿　勢　　　作　業
30分	40分	50分
1	1	1
2	2	2
3	3	3
4	4	4
5	5	5
6	6	6
7	7	7
8	8	8
9	9	9
40分	50分	60分

【解説▶本編-p.80】
【記入例▶本編-p.84, 85】

_____時　くし型 タイムスタディ用紙（5分計測用）

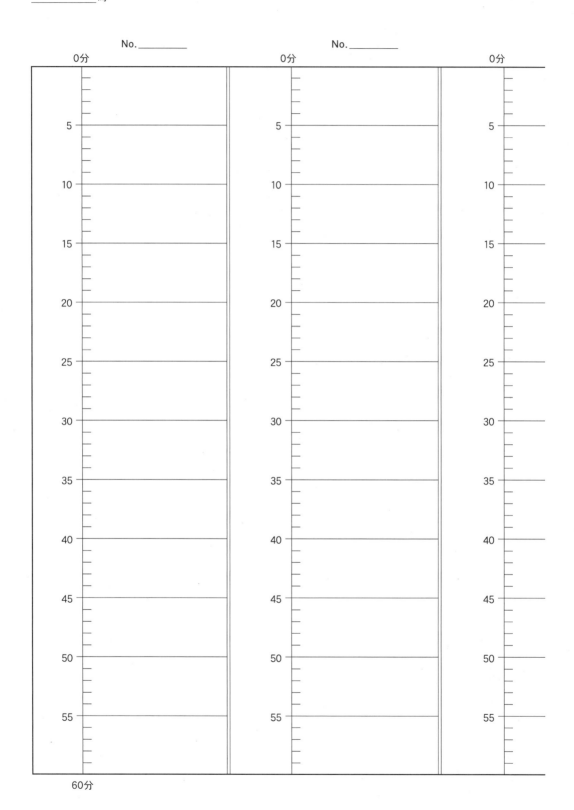

調　査＿＿＿年＿＿月＿＿日＿＿曜日　場　所＿＿＿＿＿＿＿＿

調査員＿＿＿＿＿＿＿＿＿＿＿＿＿＿　担当作業＿＿＿＿＿＿＿＿

No.＿＿＿＿＿＿　　　　　No.＿＿＿＿＿＿　　　　　No.＿＿＿＿＿＿

0分　　　　　　　　　　　　　0分

5

10

15

20

25

30

35

40

45

50

55

【解説▶本編-p.81】
【記入例▶本編-p.86,87】

タイムスタディ

_____年_____月_____日　会社名_____

被調査者名_____　調査員_____

作業名 ＼ 時　間（分）	1	2	3	4	5

集計表（1分計測用）

規定勤務時間＿＿＿＿分　所定休憩時間＿＿＿＿分　実働時間＿＿＿＿分　休憩時間＿＿＿＿分

平均RMR＿＿＿＿　実働率＿＿＿＿％　被験者体重＿＿＿＿kg　消費エネルギー＿＿＿＿kcal

6	7	8	9	10	11	合　計	RMR	RMR×t

タイムスタディ

_____年 _____月 _____日　会社名_____

被調査者名_____　調査員_____

作業名 ＼ 時間（分）	1	2	3	4	5

集計表（1分計測用）

規定勤務時間＿＿＿＿分　所定休憩時間＿＿＿＿分　実働時間＿＿＿＿分　休憩時間＿＿＿＿分

平均RMR＿＿＿＿　実働率＿＿＿＿％　被験者体重＿＿＿＿kg　消費エネルギー＿＿＿＿kcal

6	7	8	9	10	11	合　計	RMR	RMR×t

目 測 量

番号　　　　氏名

料 理 名	食 品 名	目測量(g)	純使用量(g)

目 測 量

番号　　　　氏名

料 理 名	食 品 名	目測量(g)	純使用量(g)

目 測 量

番号　　　　氏名

料 理 名	食 品 名	目測量(g)	純使用量(g)

目 測 量

番号　　　　氏名

料 理 名	食 品 名	目測量(g)	純使用量(g)

目 測 量

番号　　　氏名

料　理　名	食　品　名	目測量(g)	純使用量(g)

目 測 量

番号　　　氏名

料　理　名	食　品　名	目測量(g)	純使用量(g)

目 測 量

番号　　　氏名

料　理　名	食　品　名	目測量(g)	純使用量(g)

目 測 量

番号　　　氏名

料　理　名	食　品　名	目測量(g)	純使用量(g)

自己チェック表

目　　標	自己評価	反省・新たな目標
1．給食マネジメントの目的が理解できましたか	5・4・3・2・1	
2．給食運営の流れがわかりましたか	5・4・3・2・1	
3．「食べる」立場の人のことを考えて栄養・食事計画を立てることができましたか	5・4・3・2・1	
4．給与栄養目標量，食品構成など数値の意味を理解して適正に利用することができましたか	5・4・3・2・1	
5．試作を生かして，利用者にも作業者にも好ましい献立を決定し，作業計画を立てることができましたか	5・4・3・2・1	
6．作業計画に従った，適切な調理作業，盛付け，配膳作業ができましたか	5・4・3・2・1	
7．身なりの準備，手洗い，衛生的な食物の扱い，保存などに十分配慮できましたか	5・4・3・2・1	
8．けがや火傷のない安全な作業を心がけることができましたか	5・4・3・2・1	
9．発注や検収，在庫管理など，帳票に正確な記述，記録ができましたか　　適切にファイル，保管できましたか	5・4・3・2・1	
10．大量調理の特性がわかりましたか	5・4・3・2・1	
11．対象者にふさわしい栄養教育ができましたか	5・4・3・2・1	
12．各種の記録を生かして，作業工程や製品としての給食の評価をすることができましたか	5・4・3・2・1	
13．食材料や水，ガス，備品などを効率よく無駄なく使い，コストの節減を意識しながら給食をつくることができましたか	5・4・3・2・1	
14．全体をとおして利用者に喜んでもらえる給食を提供することができましたか	5・4・3・2・1	
15．実習をとおして，相互の理解，情報の共有，作業の協力などに配慮することができましたか	5・4・3・2・1	

5：よくできた　　4：かなりできた　　3：少しできた　　2：あまりできなかった　　1：ほとんどできなかった

学内実習のまとめ

総まとめとして，修得できた内容と感想を書きましょう．

学内実習のまとめ

総まとめとして，修得できた内容と感想を書きましょう．

学内実習のまとめ

総まとめとして，修得できた内容と感想を書きましょう．

Memo